デンタルテクニックス
㉔

無髄歯の修復

二階堂 徹
田上 順次
　　著

財団法人 口腔保健協会

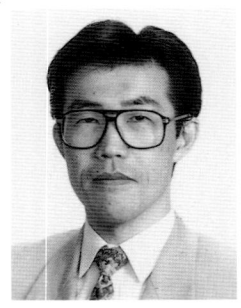

二階堂　徹
にかいどう　とおる

略　歴

昭和60年　北海道大学歯学部卒業
平成 2年　東京医科歯科大学大学院修了（歯学博士）
平成 4年　東京医科歯科大学歯学部歯科保存学第一講座助手
平成 7～ 8年　米国立標準技術研究所（NIST）客員研究員
平成 9年　東京医科歯科大学歯学部歯科保存学第一講座講師
平成12年　東京医科歯科大学大学院医歯学総合研究科摂食機能保存学
　　　　　講座う蝕制御学分野講師

日本歯科保存学会評議員，日本歯科保存学会認定医，日本接着歯学会評議員

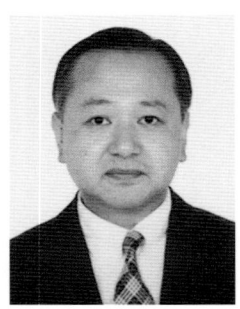

田上　順次
たがみ　じゅんじ

略　歴

昭和55年　東京医科歯科大学歯学部卒業
昭和59年　同大学院修了（歯学博士）
　　　　　東京医科歯科大学助手
平成 6年　奥羽大学歯学部教授
平成 7年　東京医科歯科大学教授
　　　　　奥羽大学歯学部客員教授
平成10年　東京医科歯科大学付属歯科技工専門学校校長兼任
平成12年　東京医科歯科大学大学院教授

日本歯科保存学会（理事），日本歯科理工学会（評議員），日本接着歯学会（理事），日本歯科審美学会（理事），日本レーザー歯学会（評議員），日本歯科医療管理学会，日本細菌学会，日本小児歯科学会，口腔病学会（理事），日本歯科医学教育学会，International Association for Dental Research (LADR), Dental Material Group, Pulp Biology Group, Academy of Dental Material (Fellow)

目　　次

はじめに…………………………………………………………… 4

第1章　無髄歯の特徴……………………………………………… 5

第2章　無髄歯に対する修復の問題点…………………………… 7

第3章　最新の接着システム……………………………………… 9

第4章　無髄歯に対する接着　……………………………………13

第5章　コンポジットレジン修復　………………………………18

第6章　レジンセメント　…………………………………………23

第7章　レジンコーティング法　…………………………………29

第8章　コンポジットレジンコア　………………………………34

第9章　間接修復の臨床　…………………………………………39

おわりに……………………………………………………………44

はじめに

　接着技術の急速なる進歩とともに，う蝕治療は変革をとげた．生活歯においては，G. V. Black[1]の原則に基づく窩洞形成法はすでに過去のものとなり[2]，う蝕部分のみを除去して窩洞形成を終了し，さらに接着を応用したコンポジットレジンによって修復する，きわめて歯質保存的な治療法が確立し，広く普及している[3]．一方，不幸にもう蝕あるいは外傷などで抜髄を余儀なくされた場合，その歯は無髄歯となる．

　無髄歯は，一般に歯質の菲薄化や強度の低下によって，有髄歯と異なった配慮が必要となる．これまで無髄歯に対する修復では，この弱体化した歯質を強化するためという誤解のもと，根管治療を終えると，ただちにメタルコアによる築造と鋳造冠による補綴処置が行われ，処置にあたってはためらうことなく，残った歯質が削除されてきた．しかし，このような補綴治療の長期経過は必ずしも良好でないことがすでに報告されている[4]．補綴処置のために歯質を削除することがその歯の寿命を縮める結果となっているのである．近年の接着技術の進歩は，こうした補綴治療の流れを変革しようとしており[5,6]，これまで鋳造冠によって修復されていたケースでも，接着を応用することにより，歯質を可及的に保存することが可能になってきた．

　患者の口腔内の健康維持，増進を計ることがわれわれ歯科医師の使命であり，歯の寿命を延ばすためには，できる限り無髄歯にしないこと，すなわち抜髄しない治療を心がけることが大切である．しかし，不幸にして抜髄を余儀なくされた場合，その次には無髄歯をいかに長期的に保存するかを考えることが重要となる．本書では，現在の最新の接着システムに関する基礎的な研究成果に基づき，これを応用した無髄歯に対する歯質保存的な修復法について述べた．修復法については，患者の歯冠色による修復への関心の高まりから，すべての症例においてコンポジットレジン修復による直接法，間接法の臨床例を取り上げた．

　無髄歯の修復には，接着性修復が導入されたばかりであり，これらの症例がスタンダードであるとはとてもいえない．しかし，無髄歯に対する接着性修復法については，まとまった情報がないのが現状であり，筆者らはあえてこれまでのわれわれの基礎データをもとに，21世紀を見据えた修復方法について供覧した次第である．ぜひとも先輩諸氏の忌憚ないご意見，ご鞭撻をお願いする次第である．

第1章　無髄歯の特徴

本章では，無髄歯の修復を行うにあたり，無髄歯とはどのようなものか，有髄歯との違いを明らかにし，さらに接着修復を行うにあたって必要な解剖学的な特徴について述べる．

1．無髄歯と有髄歯との違い

無髄歯の特徴について有髄歯と比較して表1にまとめた[7]．有髄歯には，歯髄があり，象牙細管は細管内液で満たされている．したがって，外界から物理，化学的な刺激が加わると，この細管内液が移動し，痛みを感じる（動水力学説）[8]．また，う蝕に対しても透明層や修復象牙質の形成などの防御反応が認められる（図1）．一方，無髄歯の場合，すでに歯髄は除去され，多くの場合，髄腔内の歯質は根管処置とそれに続く補綴処置のために削除され，菲薄になっている．さらに髄腔内は根管充填材あるいは修復物で満たされている．

したがって，歯髄側からの栄養供給は断たれ，細菌侵入に対する防御，あるいは積極的な代謝も期待できない．また，根管処置の際に使用する各種薬剤により，歯質は変性，脱水などの影響も受ける．以上のように，無髄歯はこれら多くの侵襲により，一般に生活歯に比べてその機械的強度は低下している．さらに無髄歯からは警告信号としての痛みが生じないため，患者の来院時期は遅れがちであり，処置が後手に廻りやすい．

2．歯冠部象牙質と髄床底部象牙質

無髄歯を接着を用いて修復するのであれば，接着面積はできる限り広くとった方がよい．すなわち歯冠部象牙質はもちろん，歯根部や髄床底部象牙質も接着の対象として考えるべきである．しかし，一概に象牙質といっても歯冠部と歯根部とでは，その解剖学的な特徴は異なる．歯冠部象牙質の表層においては，管間象牙質の占める割合が大きく，逆に象牙細管の占める割合が小さい．しかし，深部に行くに従って，管間象牙質の占める割合が小さくなり，象牙細管の占める割合が大きくなっていく．これに対して歯根部では象牙細管が

表1　有髄歯と無髄歯との比較

	有髄歯	無髄歯
歯髄腔	歯髄	根管充填材，コアなど
象牙細管	細管内液	水分（唾液等由来）
知覚	あり	なし
細菌侵入に対する防御反応	あり（透明層，修復象牙質等）	なし
代謝	あり	なし（小）
根管処置	なし	あり（歯質の変性，脱水等）
歯質削除	なし，もしくは小	大（歯質の菲薄化）
機械的強度	高い	低い

（二階堂徹，他：失活歯に対する接着の信頼性，歯界展望，**96**(5)：1037，2000．より引用，著者改変）

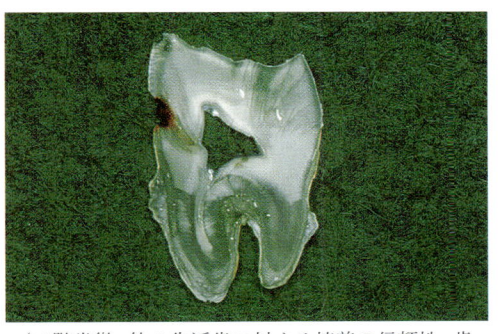

（二階堂徹，他：失活歯に対する接着の信頼性，歯界展望，**96**(5)：1038，2000．より引用）
図1　大臼歯の割断面．有髄歯の場合，う蝕に対応して透明層や修復象牙質の形成が認められる．

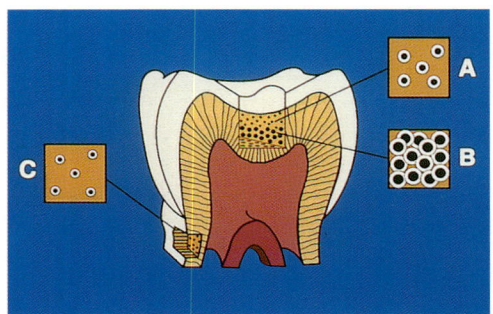

(岩久正明, 他監修:保存修復学21, p8, 永末書店, 1998. より引用)

図2 象牙質各部位における形態の違い

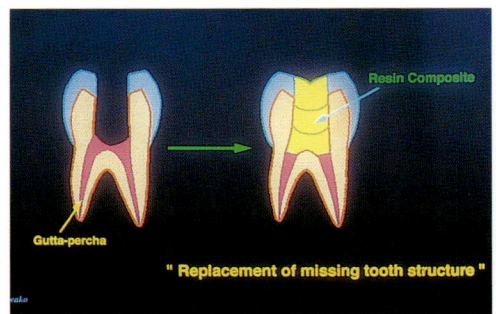

図3 大臼歯部の無髄歯へのコンポジットレジン修復. 無髄歯の髄床底は, 1級窩洞の窩底部に相当する.

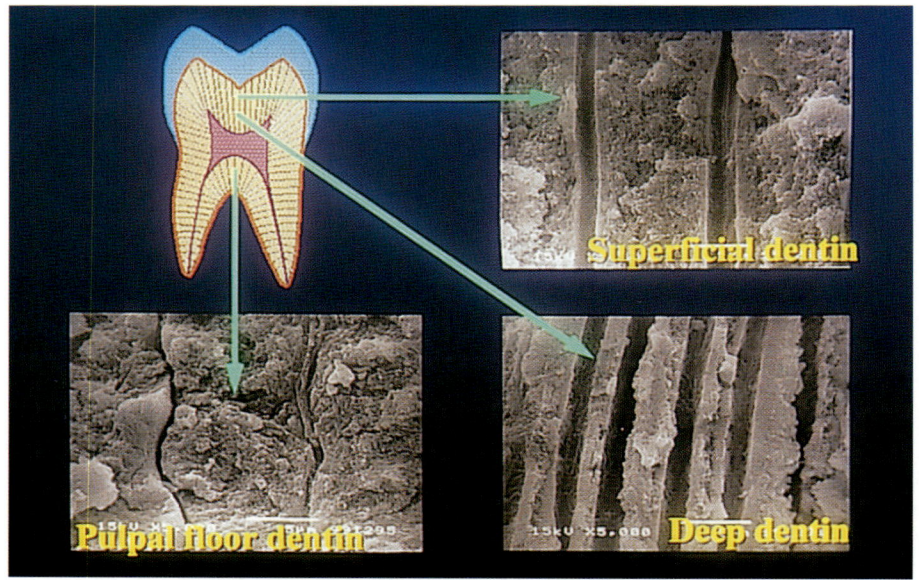

図4 ヒト大臼歯の割断面のSEM観察 (×5,000)
右上　歯冠表層部象牙質. 象牙細管の間隔は広い.
右下　歯冠深層部象牙質. 象牙細管の間隔は狭く, 細管は太い.
左下　髄床底部象牙質. 象牙細管の走行は不規則で, 細管も細くて少ない.

細いため, 象牙細管の占める割合は非常に小さく, 管間象牙質の割合が大きくなる (図2).

臼歯部の無髄歯に対する接着修復においては, 髄床底部象牙質を有効に活用することが重要である. 髄床底部は, 生活歯の修復においては窩底部に相当する部位であり, 髄床底部象牙質に対しては, しっかりと接着させる必要がある (図3). 歯冠部象牙質 (表層部, 深層部) と髄床底部象牙質の中央部を走査電子顕微鏡 (SEM) で観察すると, 3部位ともに象牙細管の走行は歯軸とほぼ平行であるが, 細管の直径は歯冠部象牙質 (図4-右上下) に比べて髄床底部象牙質 (図4-左下) では非常に細く, しかもその走行は一定しないのがわかる. さらに髄床底部象牙質は, 二次象牙質, 修復象牙質などを含んでおり, その形態は複雑である.

第2章 無髄歯に対する修復の問題点

これまでの無髄歯に対する修復法では，根管治療が行われた後，支台築造され，鋳造冠によって歯冠部のすべてを被覆するのが常であった（図5）．しかし，このような処置を行えば，たとえ根管処置後に歯冠部歯質が残っていようと，支台歯形成によって残存歯質が大量に削除され，歯質を弱体化させる結果となる．従来法を用いて修復した症例においても，長期間良好に経過しているものもある．しかし，歯根破折，二次う蝕による脱落などの例を観察すると，歯質の多量の削除，長い金属ポスト，無機セメントによる合着，金属による修復などに原因の多くがあることも事実である．無髄歯の修復においても歯質をさらに削除することは避けて，できる限り歯質を保存する修復法を考える必要がある．

1．セメント合着の問題点

これまでの無髄歯の処置は鋳造修復が中心であり，修復物の合着にはリン酸亜鉛セメントやグラスアイオノマーセメントなどの無機セメントを用いるのが常であった．無機セメントには歯質との接着は期待できず，機械的な嵌合効果に頼った修復が一般的である．したがって，支台歯形成時には機械的な保持を考慮した形成が施され，歯質のさらなる削除が必要となる．無機セメントの水に対する崩壊率は，レジンセメントに比べて格段に高く，修復物の装着直後からセメントの崩壊が始まり，時間の経過とともにマージン部のセメントが徐々に溶け出してゆく[9]．それとともにプラークが停滞し，二次う蝕が進行する．無髄歯においては痛みの感覚がないために，患者は二次う蝕の進行には気づきにくい．患者が気づいて来院した時には，すでにう蝕によって歯冠部がほとんど崩壊し，抜歯せざるをえないケースも多い（図6）．

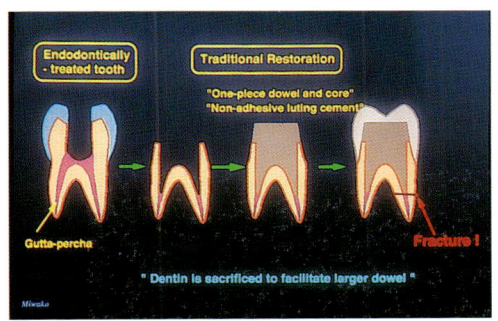

図5　従来の無髄歯の修復法．メタルコアによる支台築造と鋳造冠のため残存歯質は大量に削除される．

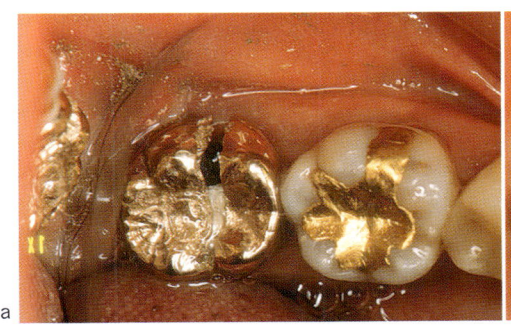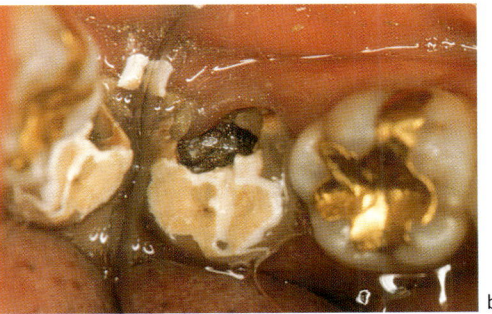

図6　鋳造冠の歯頸部の二次う蝕（a）．う蝕が内部で予想以上に大きく広がり，歯冠が崩壊していたため，抜歯に至った（b）．

二次う蝕の早期発見を見逃すもう1つの原因として，金属による修復をあげることができる．金属修復物直下の二次う蝕は，術者にとって判別しにくく，見逃しやすいからである．これまでの支台歯のマージンは歯肉縁下に設定されており，う蝕の早期発見はさらに難しくなる．

2．鋳造ポストは必要か？

これまでの鋳造ポストの考え方は，歯質の欠損が大きいとき，コアの保持を目的としてポストが形成された．その際，ポストの長さの基準としては歯冠長と同じ長さ，あるいは歯根の3分の2の長さといわれてきた（図7）．しかし，ポスト孔を形成することは，歯根部歯質を犠牲にし，歯質を弱くする行為である．またポストは決して支台歯を強化する効果がないことも明らかにされている[10]．さらに，メタルコアのように象牙質と弾性率の全く異なる材料を用いると，歯根部象牙質への応力の集中を引き起こし，これが歯根破折の原因となる（図8）[11]．歯根破折の頻度は，有髄歯に比べて，無髄歯ではるかに多く[12]，一度破折を生じた歯は，臨床的には抜歯の転帰をとる例が多い．したがって，無髄歯の修復においては，特に破折を起こさせないための配慮が必要となる．

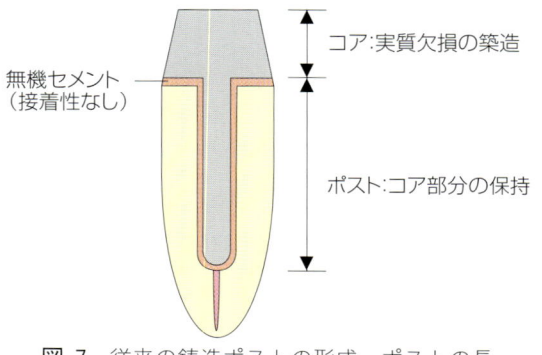

図7　従来の鋳造ポストの形成．ポストの長さの基準は歯冠長と同じ長さ，あるいは歯根の3分の2といわれる．

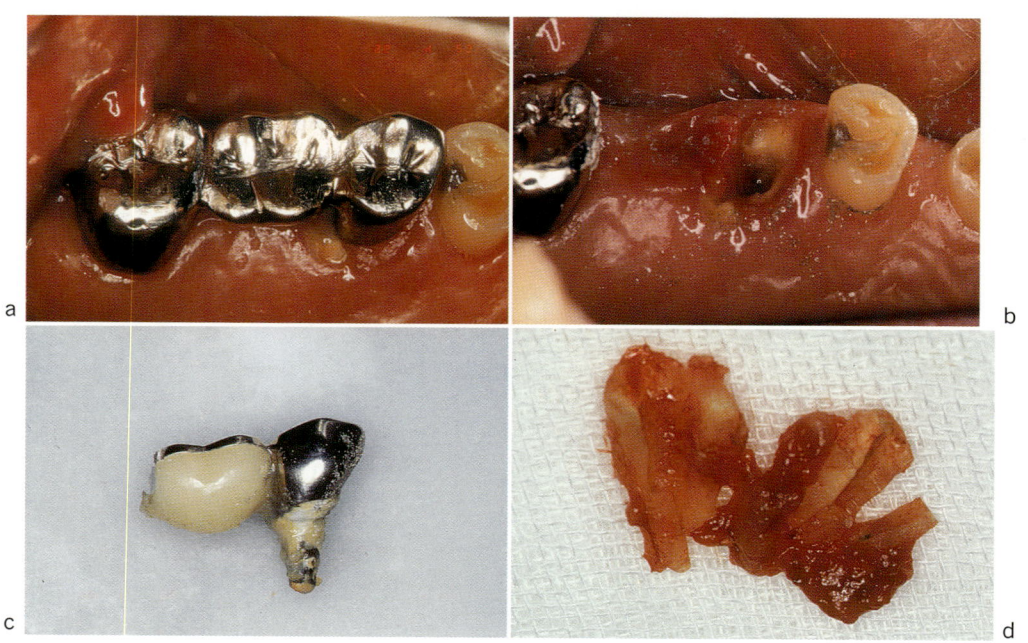

図8　ブリッジの支台歯が歯根破折を起こした症例（a）．ポンティックを切断し除去（b）．太いポストが入っており（c），歯質は菲薄となり，縦破折を起こし抜歯に至った（d）．

第3章　最新の接着システム

歯質に対する接着の歴史は，接着システムの開発と接着機構の解析の歴史といってよい．エナメル質に対する接着は，1955年のBuonocore[13]によるリン酸によるエッチング処理によってレジンを接着させたのが最初の試みであり，その後の接着性レジンの開発と相俟って早くから高い接着性が得られるようになった．一方，象牙質に対する接着の研究も，1960年代にはすでに始められたが，歯面処理法，接着性モノマーの開発にもかかわらず，エナメル質に対する接着のような成果をあげられなかった．しかし，1990年代に入り，プライマーの開発によって象牙質に対しても高い接着性が得られるボンディングシステムが登場し，さらにその接着機構についても詳細に検討されるに至った．本章では現在使用されているボンディングシステムを分類し（表2），各々のシステムの特徴について解説を加えた．

1．3ステップボンディングシステム

3ステップボンディングシステムは，象牙質に対する接着の基本的な要素である①エッチャント，②プライマー，③ボンディング材から構成されている．象牙質の接着では，象牙質を研削した際に生じるスメア層を除去するため，リン酸やクエン酸などのエッチャントあるいは中性EDTAなどのキレート剤を用いる（図9-a）．このとき，スメア層だけでなく象牙質表層も脱灰され，象牙質コラーゲンが露出する（図9-b）．象牙質コラーゲンは，乾燥すると収縮し，レジンモノマーの浸透を抑制して接着を阻害する原因となる．しかし，プライマーを塗布することによって，この象牙質コラーゲンの収縮を抑制することができ，さらにボンディング材を塗布すると，脱灰象牙質にレジンが浸透し，硬化して接着が完了する（図9-c）．この際，脱灰象牙質と浸透したレジンの混じりあった層が生成し，これをハイブリッド層（樹脂含浸層）[14]と呼ぶ（図10）．しかし，3ステップのボ

表2　ボンディングシステムの分類

ステップ数	システムの構成	主な製品名
3ステップ	①エッチング材 ②プライマー ③ボンディング材	スコッチボンドマルチパーパス®（3 M-ESPE）
2ステップ	セルフエッチングプライマーシステム ①セルフエッチングプライマー ②ボンディング材	クリアフィルライナーボンドⅡΣ®，クリアフィルメガボンド®（ともにクラレメディカル），マックボンドⅡ®（トクヤマデンタル），ユニフィルボンド®（ジーシー），フルオロボンド®（松風）
	ワンボトルアドヒーシブシステム ①エッチング材 ②ボンディング材（ワンボトル）	シングルボンド®（3 M-ESPE），ワンステップ®（ビスコ）
1ステップ	オールインワンシステム ボンディング材	ワンナップボンドF®（トクヤマデンタル），AQボンド®（サンメディカル），リアクトマーボンド®（松風），プロンプトLポップ®（3 M-ESPE）

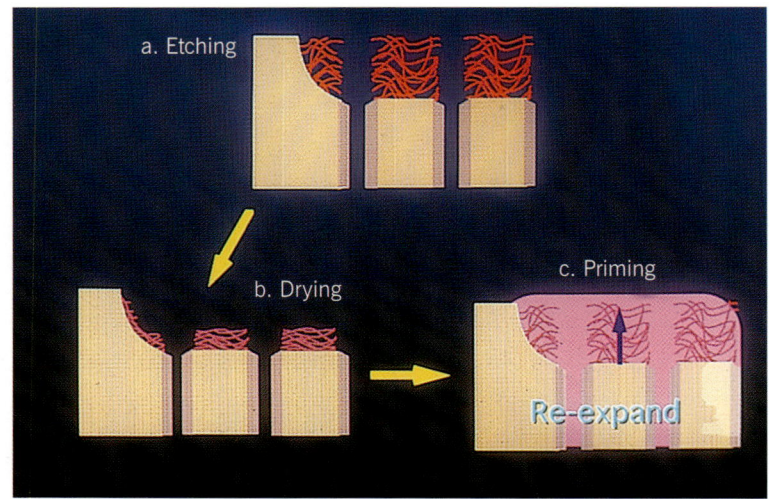

図9 3ステップボンディングシステムの接着機構
a．研削された象牙質にはスメア層が存在する．
b．エッチングによりスメア層が除去され，象牙質コラーゲンが露出する．象牙質コラーゲンは，乾燥すると収縮し，レジンの浸透を阻害する．
c．プライマーの塗布により，コラーゲンの収縮を抑制する．

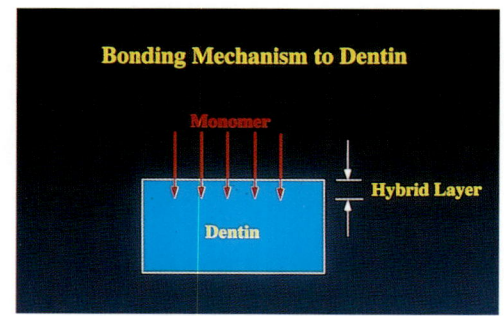

図10 象牙質の接着機構．レジンモノマーが脱灰象牙質に浸透して硬化すると樹脂含浸層が生成し，接着が完了する．

ンディングシステムは，術式が煩雑なため，最近ではさらにステップを簡略化させた以下のボンディングシステムが普及している．

2．セルフエッチングプライマーシステム

　国内においてはボンディングシステムの操作の簡略化のため，①エッチャントと②プライマーとを組合せたセルフエッチングプライマーシステムが普及している．セルフエッチングプライマーの特徴は，リン酸エステル系モノマー（Phenyl-PやMDPなど）やカルボン酸系モノマー（4-META, 4-AET, MAC-10など，図11）と水とを含み，プライマーを歯面に塗布した後に，乾燥操作だけで歯面処理を終了するものである．したがって，リン酸やクエン酸などの酸を用いる場合と異なり，歯面処理後の水洗，乾燥などの煩わしい操作がない．また，セルフエッチングプライマーは，リン酸などに比べてマイルドな処理剤であり，生成する樹脂含浸層の厚みも非常に薄い（図12）．代表的な材料としてクリアフィルライナーボンドⅡΣ®，クリアフィルメガボンド®（ともにクラレメディカル），マックボンドⅡ®（トクヤマデンタル），ユニフィルボンド®（ジーシー），フルオロボンド®（松風）などがある（表2）．

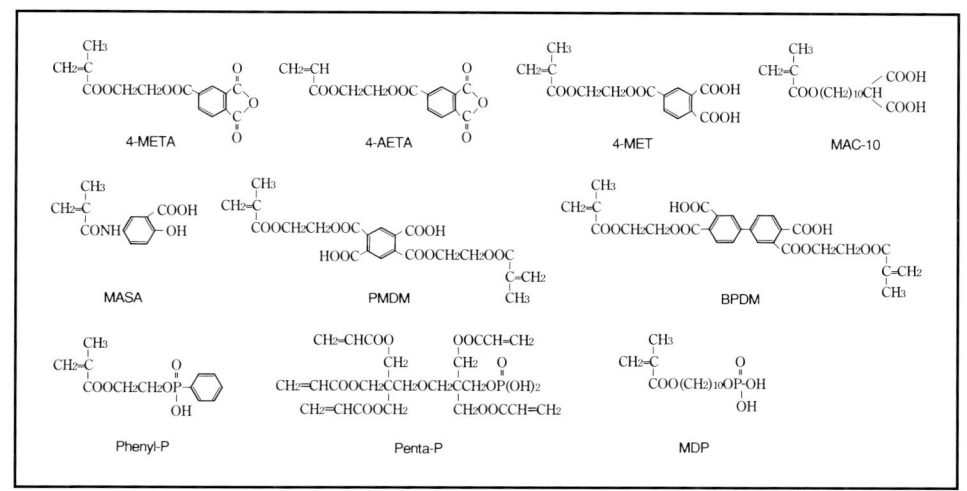

図 11　接着性モノマーの組成

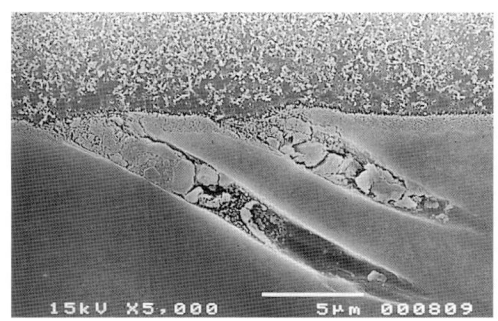

図 12　クリアフィルメガボンド® と象牙質との接着界面の SEM 像．1 μm 以下の樹脂含浸層の生成が認められる（×5,000）．

表面を湿潤状態に保つ（図13-b）．次にボンディング材を塗布して脱灰象牙質中にボンディング材を浸透させる方法（ウェットボンディングテクニック）である（図13-c）．このシステムにおいては，象牙質の湿潤状態の程度が，接着強さに影響し，乾燥や逆に過度の湿潤でも接着強さは低下してしまう[15]．したがって，実際の臨床での取り扱いは非常に難しい材料である．代表的な材料としてシングルボンド®（3 M-ESPE），ワンステップ®（ビスコ）などがある（表2）．

3．ワンボトルアドヒーシブシステム

もう1つの2ステップボンディングシステムとしてワンボトルアドヒーシブシステムがある．このシステムは，①リン酸エッチングと②プライマーとボンディング材をワンボトルにしたボンディング材とから構成された2ステップシステムである．ボンディング材は，アセトンやエタノールなどを溶媒として含むのが特徴である．まず，リン酸を用いて象牙質表面をエッチングし，水洗する（図13-a）．この時象牙質コラーゲンの乾燥による収縮を避けるため，湿潤綿球を用いて象牙質

4．1ステップボンディングシステム

文字どおり，1ステップで①エッチャント，②プライマー，③ボンディング材の機能を行う最も簡便なボンディングシステムである．当初，コンポマーのボンディングシステムとして採用されていたが，最近，コンポジットレジンのボンディングシステムとしても1ステップボンディングシステムが登場してきた．その特徴は，その操作の簡便さであるが，さらにフッ素徐放性を兼ね備え，予防修復材料として期待される材料もある．しかし，その歯質接着性については，2ステップシステ

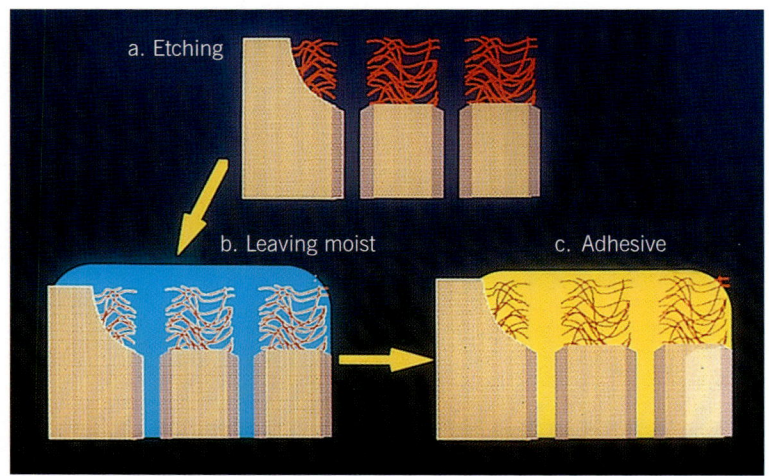

図 13 ウェットボンディングテクニックのしくみ
a．リン酸をエッチングすると象牙質コラーゲンが露出する．
b．象牙質コラーゲンの収縮を避けるため，湿潤状態に保つ．
c．湿潤象牙質にボンディング材を塗布して脱灰象牙質中に浸透，硬化させ，樹脂含浸層を形成する．

ムに比べて未だ低く，さらなる改良が必要と考えられる[15]．現在のところ，乳歯の修復や永久歯の歯頸部などの咬合力の加わらない部位が適応症である．代表的な材料としてワンナップボンドF®（トクヤマデンタル），AQボンド®（サンメディカル），リアクトマーボンド®（松風），プロンプトLポップ®（3M-ESPE）などがある（表2）．

第4章　無髄歯に対する接着

　無髄歯は，有髄歯と異なる特徴を有するため無髄歯に対して接着修復を行う際には，有髄歯とは異なる配慮が必要である．ここでは無髄歯との修復の際に問題となる髄床底部象牙質に対する接着性や，根管処置に伴う根管消毒剤や根管貼薬剤等の影響，仮封材などによる汚染の影響について述べる．

1．髄床底部象牙質に対する接着

　赤川ら[16]は，ヒト抜去大臼歯を水平方向に3分割し(図14)，歯冠部表層部象牙質，歯冠部深層部象牙質および髄床底部象牙質の各部位に対するせん断接着強さを測定した．表3は，セルフエッチングプライマーシステムであるクリアフィルライナーボンドⅡΣ® とワンボトルアドヒーシブシステムであるシングルボンド® のヒト象牙質に対するせん断接着強さの値である．クリアフィルライナーボンドⅡΣ® の接着強さは，どの部位の象牙質においても接着強さに差が認められず，30 MPaを超える高い接着強さが得られた．一方，シングルボンド® を用いた場合，表層部象牙質に対しては25 MPa程度の高い接着強さが得られたものの，深部や髄床底部象牙質に対しては有意に低い値しか得られなかった．

　図15は，クリアフィルライナーボンドⅡΣ® のプライマーにより各部位における象牙質表面を処理した後の走査電子顕微鏡写真である．どの試料においても象牙質表面のスメア層が除去され，象牙細管が開口しているが，象牙細管内に部分的にスメアプラグによって覆われている．象牙細管の直径や，細管と管間象牙質の占める割合などは各部位により大きく異なる．図16は，シングルボンド付属のリン酸でエッチングした後の象牙質表

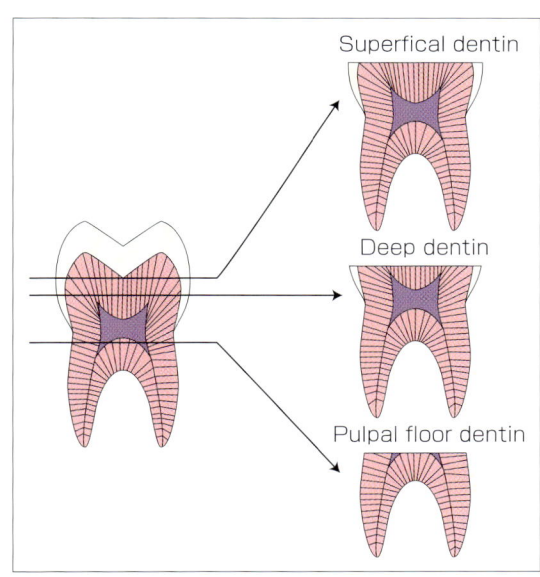

(Nikaido T., et al.: Bonding to Nonvital Teeth. Modern Trends in Adhesive Dentistry, Proceedings of the Adhesive Dentistry Forum '99 in Tsurumi, Yokohama, Japan, February 20 : 92, 1999.)

図14　ヒト抜去大臼歯を3分割し，歯冠表層部，深層部，髄床底部象牙質を露出させる．

表3　ヒト臼歯歯冠部および髄床底部象牙質に対する接着強さ（MPa）

	歯冠部表層部	歯冠部深部	髄床底部
クリアフィルライナーボンドⅡΣ®（クラレメディカル）	31.5* (6.8)	29.8* (6.8)	29.7* (5.0)
シングルボンド®（3M-ESPE）	23.3 (6.1)	15.0** (8.6)	13.0** (3.8)

（赤川裕俊，他：コンポジットレジンの髄床底に対する接着強さ，日歯保存誌，41：109, 1998. より引用）
n＝10, (　)：SD, *,**は，統計学的有意差がないことを示す（p＜0.05）．

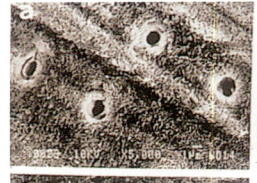
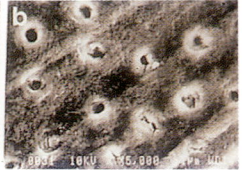
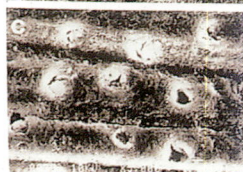

a．歯冠表層部象牙質
b．歯冠深層部象牙質
c．髄床底部象牙質

図15 クリアフィルライナーボンドⅡΣ®のプライマーによって処理された象牙質表面の電子顕微鏡写真（×5,000）．

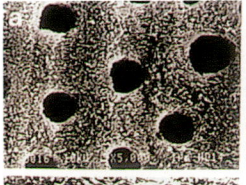
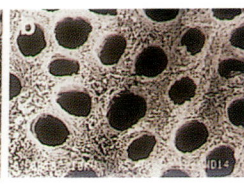
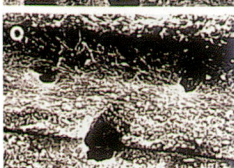

a．歯冠表層部象牙質
b．歯冠深層部象牙質
c．髄床底部象牙質

図16 シングルボンド®付属のリン酸によって処理された象牙質表面の電子顕微鏡写真（×5,000）．

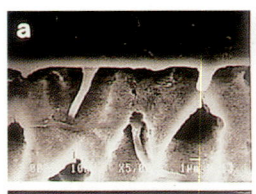
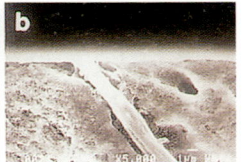
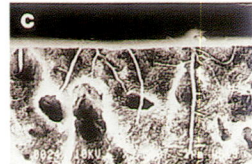

a．歯冠表層部象牙質
b．歯冠深層部象牙質
c．髄床底部象牙質

図17 クリアフィルライナーボンドⅡΣ®と象牙質との接着界面の電子顕微鏡写真（×5,000）．樹脂含浸層の厚みは1μm以下である．

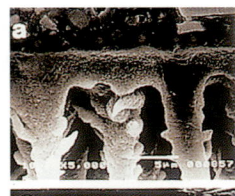
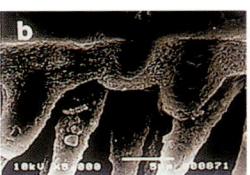
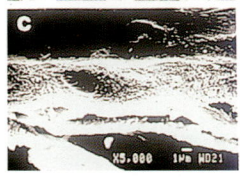

a．歯冠表層部象牙質
b．歯冠深層部象牙質
c．髄床底部象牙質

図18 シングルボンド®と象牙質との接着界面の電子顕微鏡写真（×5,000）．樹脂含浸層の厚みは3〜4μmである．

面を示す．リン酸でエッチングすると，セルフエッチングプライマーで処理したときと比べてスメア層は完全に除去され，象牙細管は大きく開いている．このことからもセルフエッチングプライマーはリン酸エッチングと比較してマイルドであり，リン酸は象牙質に対してダメージが強いことがわかる．

図17, 18はクリアフィルライナーボンドⅡΣ®およびシングルボンド®の象牙質との接着界面の縦断像である．クリアフィルライナーボンドⅡΣ®における樹脂含浸層の厚みは，1μm以下であ

り非常に薄い．これは先に述べたセルフエッチングプライマーがマイルドであり，脱灰層が非常に薄いことと関係がある．一方，シングルボンド®ではリン酸でエッチングするため，脱灰層は厚くなり，したがって3〜4μmの厚さの樹脂含浸層の生成が認められた．

一般に樹脂含浸層の厚さは，接着強さの値の大小とは無関係であり，セルフエッチングプライマーシステムのようなマイルドな処理を行うことにより，象牙質に対するダメージが少なく，しかも無髄歯に対しても安定した接着が期待できる．

2. 根管処置薬の影響

無髄歯の修復においては，修復処置の前に抜髄，感染根管処置などの歯内治療が施されることが多い．接着を活かした修復を行うのであれば，根管治療に用いられる各種薬剤が接着に及ぼす影響についても考慮する必要がある．Sasafuchiら[17]は，根管治療の際に使用される根管洗浄剤や根管貼薬剤が，レジンセメントの象牙質に対する接着に及ぼす影響について検討した．すなわち，牛下顎前歯を用いて，根管洗浄剤（過酸化水素水，次亜塩素酸ナトリウム）と根管貼薬剤（ホルモクレゾール，水酸化カルシウム）を直接象牙質面に塗布して1分間作用させた後，水洗し，その後レジンセメントを接着させ，一日後に引張接着試験を行った．その結果，スーパーボンドC & B®（サンメディカル）を使用した場合，どの薬剤の塗布の場合においても接着強さの低下が認められ，特に過酸化水素水や次亜塩素酸ナトリウム処理によって，接着強さが極端に低下した（図19）．一方，パナビアフルオロセメント®（クラレメディカル）の場合，過酸化水素水の処理により接着強さの低下が認められたものの，次亜塩素酸ナトリウムを作用させても接着強さの低下には至らなかった（図20）．過酸化水素水による接着強さの低下について

は，分解によって発生する酸素によるレジンの重合阻害の影響と考えられる．一方，スーパーボンドC & B®の場合に特に次亜塩素酸ナトリウム処理によって，接着強さが低下するのには，スーパーボンドC & B®の重合触媒であるトリ-n-ブチルボラン（TBB）と関係があると思われる．この次亜塩素酸ナトリウムの接着への影響を取り除く方法として，片岡ら[18]はアスコルビン酸による処理の有効性を報告している．柏田ら[19]は，パナビア系レジンセメントの象牙質への接着を向上させるために，象牙質をまずリン酸でエッチングし，次に10％次亜塩素酸ナトリウム（ADゲル，クラレメディカル）によって処理する方法を報告している．この接着方法はパナビア系レジンセメントには有効であっても，スーパーボンドC & B®の場合にはかえって接着強さの低下につながるため注意が必要である．

以上のように根管治療薬は，接着を阻害する要因となる可能性があるため，臨床では根管治療歯に対して接着修復を行う際には，根管治療薬の影響を軽減する対策が必要となる．図21は，牛下顎前歯を抜髄し，根管内を過酸化水素水と次亜塩素酸ナトリウムとを用いて交互洗浄した後，1日あるいは1週間放置してスーパーボンドC & B®

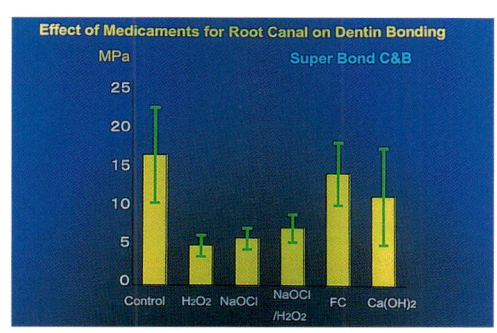

図 19 根管洗浄剤，根管消毒剤がスーパーボンドC & B®の象牙質の接着に及ぼす影響．

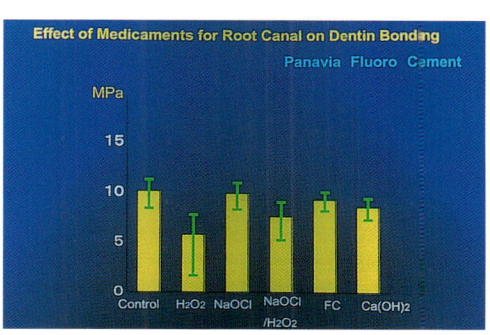

図 20 根管洗浄剤，根管消毒剤がパナビアフロオロセメント®の象牙質の接着に及ぼす影響．

を用いて接着した際の引張接着強さを示す[20]．この結果，根管消毒剤による影響の大きかったスーパーボンドC＆B® でも，根管洗浄後，すぐに接着せずに1週間放置することにより，高い接着強さが得られることがわかった．このことは，根管内に残留していた根管洗浄剤が時間の経過とともに分解し，歯質に吸着あるいは拡散したためと考えられる．この実験結果から根管治療を行った際には根管処置直後の修復は避け，次回にまわすという配慮も必要であることを示している．根管治療薬の影響の強い表面の歯質を一層削除するのも有効であろう．

3．仮封材の影響

無髄歯の治療の際には，仮封が行われる機会が多い．これまでの臨床では仮封材は目立たない存在であり，材料学的にはあまり省みられることがなかった．しかし，接着修復においては，仮封材は被着体を汚染する大きな原因の1つと捉えるべき重要な因子である．図22は，仮封材がレジンセメントの象牙質の接着に及ぼす影響について示す[21]．一般に仮封材の除去には，探針とアルコール綿球を用いる．しかし，いくら丁寧に除去したつもりでも，実際に走査電子顕微鏡下で除去面を観察すると，多数の仮封材が表面に残存しているのがわかる（図23）．これらは歯面を汚染する原因となり，接着の低下を引き起こす[21]．現在使用されているレジンセメントは，接着の際に前処理を行うものがほとんどである．この前処理方法について大別すると，①リン酸やクエン酸などでエッチングし，水洗するものと，②セルフエッチングプライマーを歯面に塗布した後，水洗することなく，乾燥させるものとがある（第6章 レジンセメントを参照）．最近の直接コンポジットレジンのボンディングシステムは，簡便な操作性と高い接着性とから，セルフエッチングプライマーシステムが多く用いられており，その流れを受けて最近ではレジンセメントの前処理材としてもセルフエッチングプライマーシステムを採り入れた材料が多い．しかし，セルフエッチングプライマーは，汚染した歯質に対して接着する場合，その影響が出やすいシステムである．したがって，レジンセメントの接着システムとして，セルフエッチングプライマーシステムを採用する場合には，特に汚染による影響を極力避けるために歯面清掃にはよほどの注意が必要である．一方，レジンセメントの

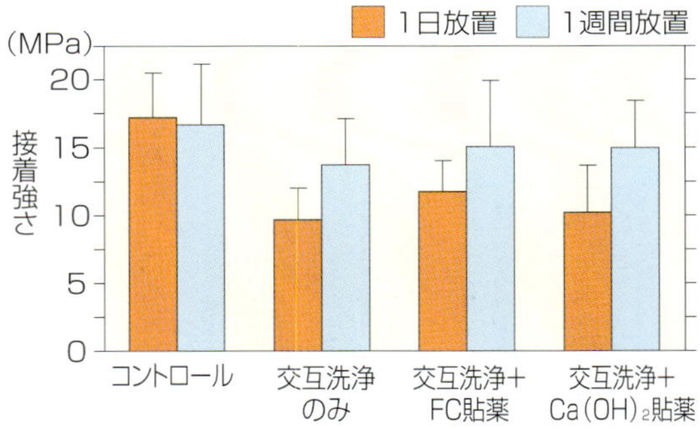

（二階堂徹，他：無髄歯に対する接着，歯界展望，**92**(5)：1089，1998．より引用）

図21 根管処置後の放置時間とスーパーボンドC＆B® の象牙質接着性．1週間放置すると接着強さが回復する[7]．

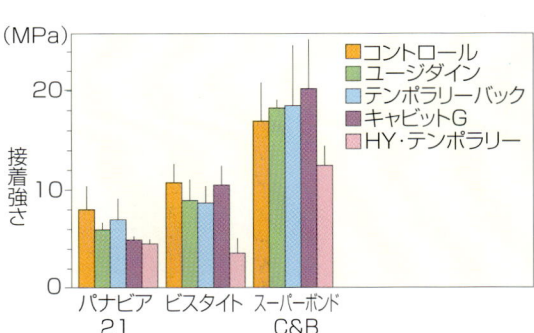

（二階堂徹，他：失活歯に対する接着の信頼性，歯界展望，**96**(5)：1041，2000．より引用）

図22 仮封材がレジンセメントの象牙質に対する接着に及ぼす影響[21]．

前処理としてエッチング処理と水洗操作を行うことは，スメア層の除去だけでなく，表面に付着した仮封材などの汚染に対する歯面の清掃効果も期待できる．したがって，レジンセメントの前処理として汚染の除去のためには，酸エッチングを行うレジンセメントを使用するのも一つの選択であろう．

仮封材についてもう1つ重要なのは，レジンセメントと仮封材との相性の善し悪しである．スーパーボンドC＆B®やビスタイトレジンセメント®（ビスタイトII®ではないので注意，ともにトクヤマデンタル）では，HY-Bondテンポラリーセメント（松風）で仮封した場合，有意に接着強さが低下することがわかった．これは，スーパーボンドC＆B®やビスタイトセメント付属の象牙質表面処理剤（クエン酸と塩化第二鉄を含む）とHY材に含まれるタンニン酸とが反応することにより，十分な表面改質効果が現れないためではないかと推察している．さらにユージノール系仮封材については，特に短期的には接着強さの低下は認められないものの，ユージノールが重合を阻害することは周知のことであり，長期的な接着安定性という観点から見て使用を控えたほうがよい．このように，レジンセメントを用いる場合には，仮封材による汚染の影響や仮封材との相性についても考慮することが必要である．

4．ラバーダム防湿

直接法・間接法を問わず，口腔内で修復処置を行う際，口腔内の湿度の影響も無視することはできない．口腔内の温度・湿度をシミュレートした実験[22)]からは，口腔内の平均的な環境下における接着性については，湿度が接着に影響を及ぼさないことが明らかとなっているが，呼気や閉口時などの場合，さらに湿度は上昇する（相対湿度90％以上）．このような高湿度の環境下においては現在の接着システムを用いても接着強さは有意に低下する．したがって，湿度の影響をさけるためには，ラバーダム防湿を行って接着操作を行う必要がある（図24）．さらにラバーダム防湿を行うことによって，接着操作中の血液・唾液などによる表面の汚染などの影響を防いで，確実な接着操作が可能になる．

（高田恒彦，他：各種仮封材がレジンセメントと象牙質との接着に及ぼす影響，日歯保存誌，**38**(2)：425，1995．より引用）
図23 仮封材（キャビットG®，3 M-ESPE）除去後の象牙質表面のSEM観察（×500）．アルコール綿球による清拭でも表面は仮封材により汚染されている．

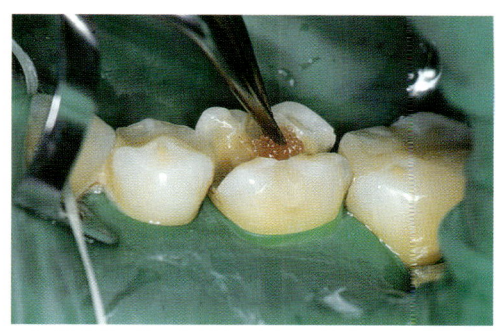

（二階堂徹，他：失活歯に対する接着の信頼性，歯界展望，**96**(5)：1042，2000．より引用）
図24 可能な限り，ラバーダム防湿を行って接着操作を行う．

第5章　コンポジットレジン修復

1．有髄歯のう蝕治療

　有髄歯に対する修復処置の中心はう蝕治療である．接着性レジンの急速なる進歩によってう蝕治療は，う蝕を除去するのみで窩洞形成を終了し，ボンディングシステムとコンポジットレジンによって修復するというきわめて歯質保存的な修復方法が確立した．接着を導入することによる利点は，単に「くっつく」ということだけではなく，修復物と歯質とを一体化させることによって歯質が薄くなろうともそれを修復材料が補強する，あるいは逆に材料が薄くてもそれを歯質が補うといった材料と歯質との相互補完的な役割を可能とする．さらに樹脂含浸層の生成によって，辺縁漏洩による細菌侵入を防ぎ，物理的あるいは化学的な刺激を遮断して二次う蝕を防止したり，歯髄を保護したりすることが可能となった．今日ではボンディング材の直接覆髄材としての可能性も検討され，接着性材料の生物学的な安全性は高く評価されている．

2．無髄歯に対する修復法の選択

　有髄歯の治療においては接着性修復が積極的に導入されているのに対して，無髄歯の修復においては残念ながら接着性材料の臨床応用例は少ない．しかし，接着を利用することによって歯質と修復物とが一体化し，相互補完的な効果が期待できる．無髄歯のように実質欠損が大きく，歯質の強度が低下している症例においては，接着を有効に活用することによって，菲薄となった歯質を補強し，破折を防止することが可能である．

　では無髄歯に対して接着修復を行う際，一体どのような修復法が適当なのか．その第一のポイントは，材料の持つ接着の信頼性である．コンポジットレジン修復の窩洞形成は接着するという大前提のもとで行われており，接着の信頼性がなければBlackの窩洞原則に従わねばならない．この意味から，修復法を決定する際のポイントは接着性材料の信頼性と考えたい．残念ながら現在の接着材料のすべてが，高い歯質接着性を具備しているとはいいがたい．表4は，最近のボンディング材，レジンセメントの象牙質接着性を示している[23]．一般に信頼性の高い接着性能を有しているのは，直接コンポジットレジンに用いられるボンディングシステムであり，間接修復に用いられるレジンセメントについては，メーカーの開発努力によって接着性能は確実に向上してきてはいるものの，コンポジットレジンのボンディングシステムと比較すればいまだ満足のいくものではないのが現状

表4　直接・間接修復用接着性レジンの牛歯象牙質に対する一日後の接着強さ[23]

		引張接着強さ（MPa）
直接修復	クリアフィルライナーボンドⅡΣ®（クラレメディカル）	16.5±3.9
	シングルボンド®（3 M-ESPE）	14.8±4.5
間接修復	スーパーボンドC&B®（サンメディカル）	12.1±4.2
	パナビアフルオロセメント®（クラレメディカル）	11.6±3.5

（平均値±標準偏差）

（柏田聰明，他：失活歯を長期に保存するには，歯界展望，**96**(5)：999，2000．より引用）

である．したがって，確実な接着を第一に考えるのであれば，直接コンポジットレジンとそのボンディングシステムを選択するのが適当であろう．

直接コンポジットレジン修復によって，無髄歯を修復することにより歯質の削除量を少なくすることが可能であり，歯質の補強効果と相俟って，破折の防止につながる．一方，直接充填が臨床的に困難な場合には，間接法を選択することになる．その際，レジンセメントを用いた最も確実な接着方法として，レジンコーティング法（第7章）があげられる．

以下にコンポジットレジンを用いた無髄歯の修復例を示す．

3．歯質の実質欠損が少ない症例

図25は，咬合面のみに開放された窩洞であるが，う蝕が広範囲に広がり，遊離エナメル質となっている部分もある．しかし，接着を用いてコンポジットレジンによる補強を行えば，遊離エナメル質といえどもそのまま充填して問題はない．根管治療後に再修復を行う際には，根管消毒剤や貼薬剤の接着への悪影響を避けるため，修復処置は次回来院時に行った方がよい（第4章参照）．接着面積を十分に確保するためには，ガッタパーチャを根管孔付近で切断し，髄床底を被着面として利用し，歯質と修復物との一体化を図る（図26）．無髄歯に対する充填では，窩洞が深く，コンポジットレジンの厚みが2mmを超えることが多い．そのため，コンポジットレジンは積層し，光照射により十分にレジンが重合するように心がける．

図27は，さらに欠損が遠心隣接面にも及んだ症例であるが，プラスチックマトリックスによる隔壁を行えば，コンポジットレジン充填が可能である．この際，できる限りラバーダムによる防湿を心掛ける．充填には，クリアフィルメガボンド®とクリアフィルAP-X®（ともにクラレメディカル）を用いた．

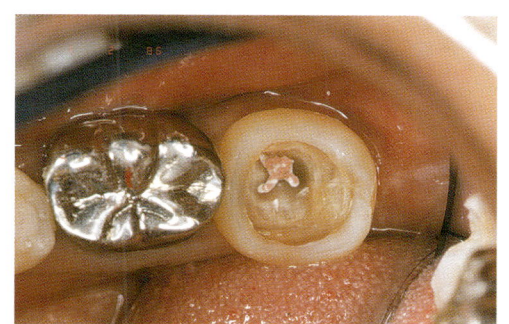

(Nikaido T., et al.：Bonding to Nonvital Teeth. Modern Trends in Adhesive Dentistry, Proceedings of the Adhesive Dentistry Forum '99 in Tsurumi, Yokohama, Japan, February 20：92, 1999.)

図25 大臼歯のコンポジットレジン修復例
　髄室内のガッタパーチャは，すべて除去し，髄床底部象牙質を露出させてここにも接着させる．遊離エナメル質が存在するが，接着により補強すれば問題ない．

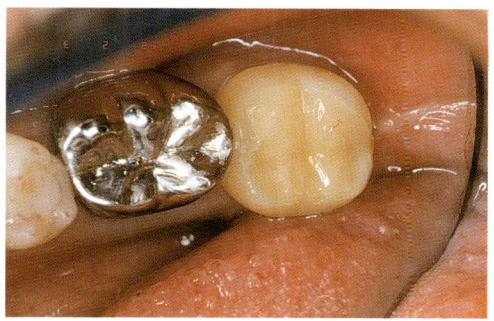

(Nikaido T., et al.：Bonding to Nonvital Teeth. Modern Trends in Adhesive Dentistry, Proceedings of the Adhesive Dentistry Forum '99 in Tsurumi, Yokohama, Japan, February 20：92, 1999.)

図26 大臼歯に対するコンポジットレジン充填
　窩洞が深いため，コンポジットレジンは，2～3回積層して充填する．

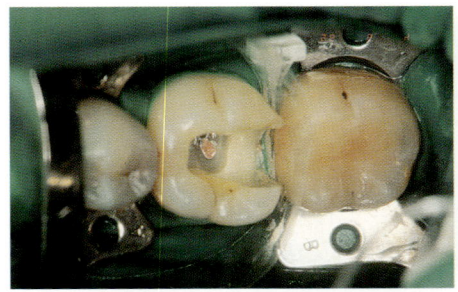
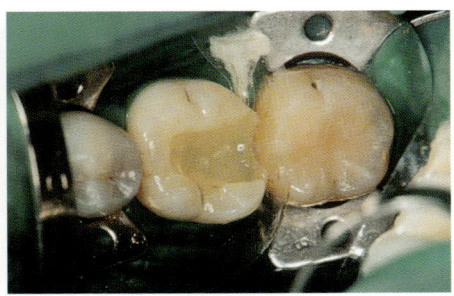
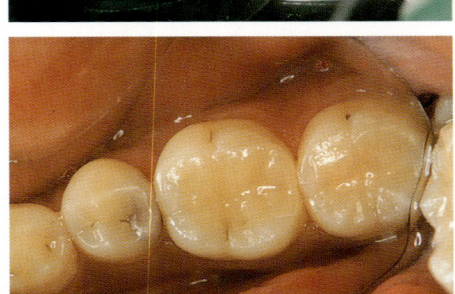

(Nikaido T., et al.: Clinical Factors Influencing Dentin Bonding. Modern Trends in Adhesive Dentistry, Proceedings of the Adhesive Dentistry Forum '98 in Sapporo, Sapporo, Japan, February 21 : 64, 1998.)

図 27　大臼歯コンポジットレジン修復例．遠心隣接面にも欠損が及んでいるが，プラスチックマトリックスによる隔壁が可能であればコンポジットレジンで修復できる．ラバーダムによる防湿が有効である．

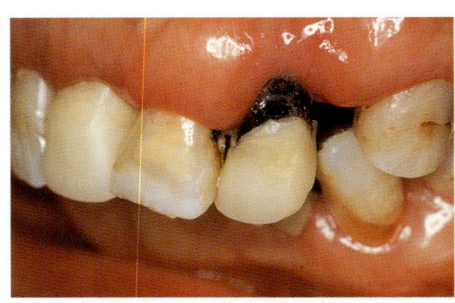
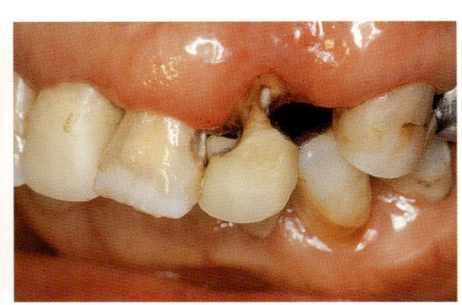
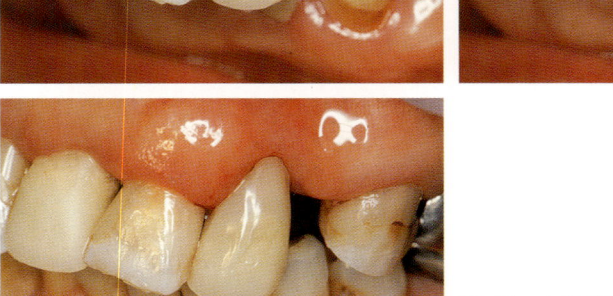

図 28　上顎前歯歯頸部の根面う蝕．う蝕が歯根部の広範囲に及んでいるがコンポジットレジンにより修復した．

4．無髄歯の歯頸部う蝕に対する修復

図 28 に，前歯部歯頸部の根面う蝕の症例を示す．根面う蝕は広範囲であり，ほとんど根面の歯質は残らない状態であった．従来の修復方法に準じて処置を行えば，歯冠部歯質を削除して支台築造を行うことになり，歯冠部はほとんど残らない症例である．さらに歯周疾患も伴い，その後の補綴処置も非常に困難である．このような症例に対して接着を活用して欠損部のみをコンポジットレジンによって修復した．これによって治療は，一回の来院で済み，歯冠部もそのまま保存することができた．

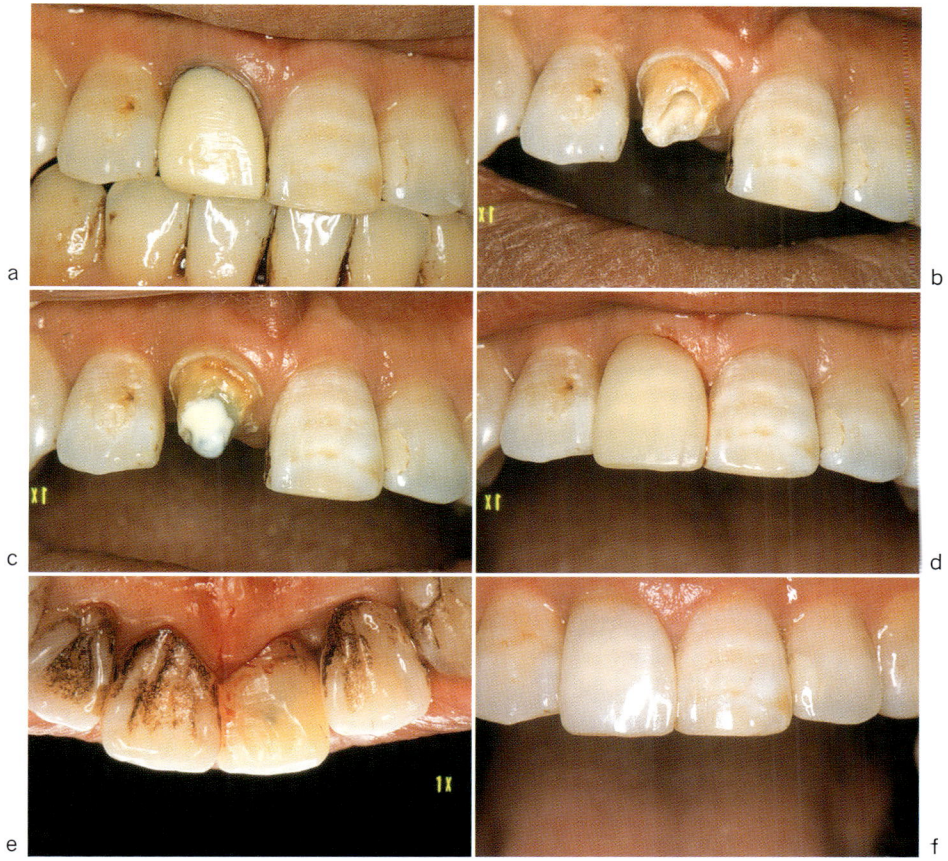

(柏田聰明,他:失活歯を長期に保存するには,歯界展望,**96**(5):990, 2000. より改変引用)
図 29 上顎前歯歯頸部の変色および前装冠の審美障害をコンポジットレジンにより回復した症例.根管治療を行った後,ガッタパーチャポイントを切断,除去して根管内を洗浄(b).クリアフィルDCコア®と金属ポストを挿入して光照射.オペーク用コンポジットレジン(フォトクリアフィルオペーカー®)により金属色を隠した(c).直接充塡用コンポジットレジンを用いて歯冠形態を回復(d, e).さらに色調の改善のため,唇面を一層削除して,追加充塡を行った(f).

5. 実質欠損が大きい無髄歯のコンポジットレジン修復

図29の症例は,上顎前歯歯頸部の変色および前装冠の審美障害を主訴に来院した患者である.根管治療を行った後,直接コンポジットレジンにより修復を行った.歯質の残存量が少なく,レジンコアのみでは,機械的強度が不十分と考え,既製金属ポストを併用した.まず,根管内のガッタパーチャポイントを歯質をできる限り削除しないように注意しながら除去する(b).さらに根管内を洗浄し,汚染の除去に努める.次に直接充塡用ボンディングシステムを用いて根管内象牙質との接着操作を行う.続いてコア用コンポジットレジンであるクリアフィルDCコア®(クラレメディカル)をコンポジットレジンシリンジを用いてポスト内に注入し,その中に金属ポストを挿入して光照射

を行ってレジンコアを硬化させた．その後，金属ポストの金属色を隠すため，オペーク用コンポジットレジン（クリアフィルフォト オペーカー®，クラレメディカル）を塗布した後（c），直接充塡用コンポジットレジンを用いて歯冠形態を回復した（d, e）．この症例においては，コンポジットレジンの色調をさらに改善させるため，唇面を一層削除して，さらにコンポジットレジンの追加充塡を行った（f）．このようにコンポジットレジンを用いれば，色調の改善や形態の改善などを容易に行うことが可能であり，直接修復法の大きな利点である．

第6章　レジンセメント

接着を応用した間接修復を行うためには，レジンセメントは必要不可欠である．近年，歯質接着性を有するレジンセメントが各種開発され，登場するに至った．レジンセメントは，これまでの無機セメントにはない歯質接着性という優れた特徴と，機械的な強度が高く，水に溶けにくい性質を有する．さらにレジンセメントは，金属，ポーセレンに対しても前処理を行うことにより接着が可能である．審美修復材料であるポーセレンやコンポジットレジンは，機械的強度が低く，脆弱な材料であるが，レジンセメントを用いることによって修復物と歯質とが一体化し，その強度を補うことが可能となる．したがって，現在の審美修復の発展は，優れた接着性レジンセメントの開発により可能となったといっても過言ではない．ここでは接着性レジンセメントについて分類し，その基礎的な特徴について解説を加えるとともにその問題点について整理する．

1．接着性レジンセメントの分類[24]

ここでは接着性レジンセメントを，その組成により，大きく3種類に分類した[25]．すなわち，単官能メタクリレートであるMMAを主成分とするMMA系と，フィラーを含み，二官能メタクリレートであるBis-GMA，UDMA，TEGDMAなどを主成分とするコンポジットレジン系，また歯質接着性については疑問があるものの，グラスアイオノマーセメントにレジン成分を配合したグラスアイオノマー系レジンセメントについても，レジンセメントに含めた．さらにコンポジットレジン系レジンセメントを，重合形式によって化学重合型とデュアルキュア型（光―化学重合型）とに分類した．

なお，これらの分類は，単に組成の違いによって分類しただけではなく，それぞれのレジンセメントの有する共通の特徴や，臨床操作上の使い分けに役立つように配慮したつもりである．

2．MMA系レジンセメント

代表的なレジンセメントとしてスーパーボンドC＆B®（図30）とマルチボンド®（トクヤマデンタル，図31）がある．MMA系レジンセメントの特徴は，そのベースとなっているモノマーが，単官能モノマーであるメチルメタクリレート（MMA）を主成分とすることである．さらに，歯質や金属との接着のために，MMAの中に接着性モノマーである4-META[26]やMAC-10などが添加されている．スーパーボンドC＆B®の重合形

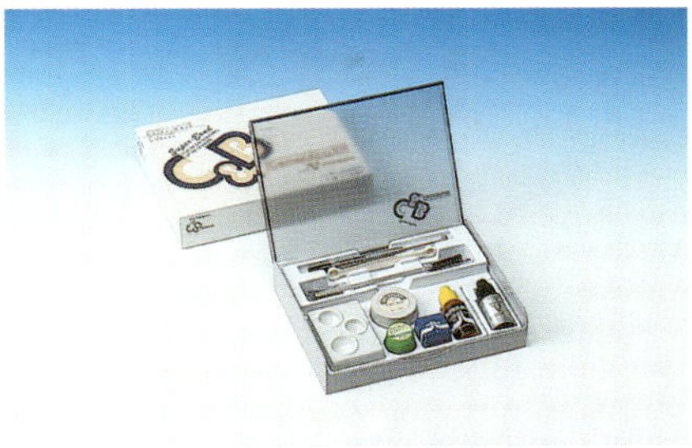

図30　スーパーボンドC＆B®

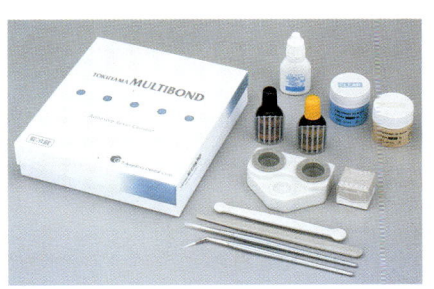

図31　マルチボンド®

式は，トリ-n-ブチルボラン(TBB)であり，酸素と水の共存下で分解し，ラジカルを生成する．したがって，歯質のような水分を含む被着体に対して界面からの重合を促進する特徴がある[27]．一方，マルチボンド®の重合触媒は，BPO-アミン系であるが，付属プライマーは，ボレート系重合触媒を含んでおり，歯質との界面からの重合が期待される．両セメントとも使用の際には，筆積み法あるいは塗泥法によって，液成分（MMA，接着性モノマーなど）と粉成分（PMMAなど），さらに重合触媒を混和して用いる．

3．コンポジットレジン系レジンセメント
1）化学重合型レジンセメント

代表的な材料として，ケミエース®（サンメディカル）やパナビア21®（クラレメディカル）がある．重合開始材として過酸化ベンゾイル（BPO）と3級アミンを用いる．モノマーとして二官能モノマーであるBis-GMAやTEGDMAをベースモノマーとして用い，さらにガラスフィラーを含むため，硬化したレジンセメントの物性が高い．また，化学重合によって重合が進行するため，光重合では硬化することのできないメタルインレー，クラウンの合着や，光の届きにくい深い窩洞などに適する．歯質や金属に対する接着性を高めるために4-METAやMDP[27]等の接着性モノマーが加えられている．

2）デュアルキュア型レジンセメント

現在，市販されているレジンセメントの中で最も多いタイプである．これらの製品としては，パナビアフルオロセメント®，ビスタイトII®（トクヤマデンタル），リンクマックス®（ジーシー），リライエックス®（3M-ESPE），インパーバデュアル®（松風）などがある（図32〜36）．これらのレジンセメントは，重合開始材として，化学重合触媒であるBPO-アミンと，光重合触媒であるカンファーキノン-アミン等を含むため，デュアルキュア型（光―化学重合型）と呼ばれている．ベー

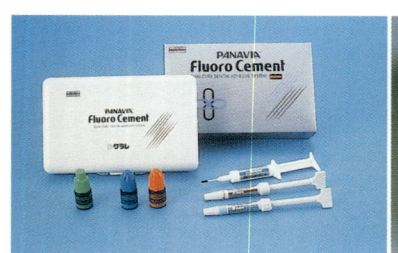
図32　パナビアフルオロセメント®

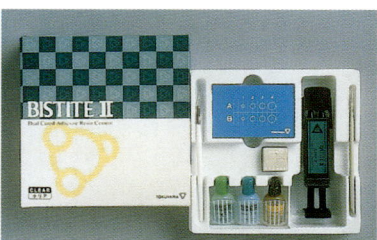
図33　ビスタイトII®

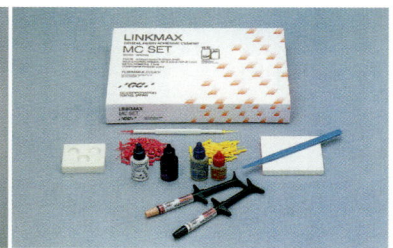
図34　リンクマックス®

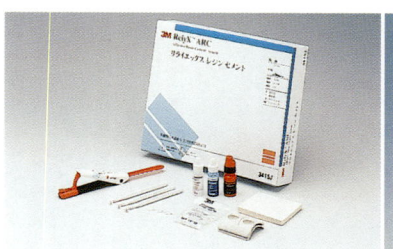
図35　リライエックス®

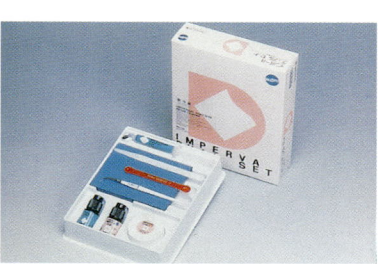
図36　インパーバデュアル®

スモノマーは，二官能モノマーであるBis-GMA，TEGDMA，UDMA等を用い，ガラスフィラーなどを含むコンポジットレジン系である．コンポジットレジンインレーやポーセレンインレー等のいわゆる審美修復材料は，光透過性があるため，修復材料を通して光照射が可能である．このため，これら歯冠色材料の接着にはデュアルキュア型レジンセメントが適している．また，光照射を行わなければ，セメントの硬化時間に余裕があるため，余剰セメントの除去も比較的容易である．

4．グラスアイオノマー系レジンセメント

フジルーティング®（ジーシー），ビトレマールーティングセメント®（3M-ESPE），クシーノセム®（デンツプライ-サンキン）などがある（図37～39）．グラスアイオノマーセメントは，その操作性の良さ，密着適合性の良さなどにより，メタルインレーやクラウン，ブリッジ等の合着の際に，現在最も広く使用されている合着用セメントであろう．グラスアイオノマー系レジンセメントは，このグラスアイオノマーセメントにレジン成分やフィラーを加えることにより，セメント自体の物性の向上をはかり，さらに前処理材として酸処理剤やプライマーを使用することによって歯質との接着を期待しているものもある．したがって，セメントの硬化反応は，グラスアイオノマーセメントの酸―塩基反応とレジンの化学反応の両者によると考えられる．

セメントの歯質接着性については，上記のレジンセメントと比べて低く，耐久性にも問題がある．したがって，レジンインレーやポーセレンインレーなどの接着修復には適さない材料である．しかし，メタルインレーやクラウンなど，従来の窩洞形成や支台歯形成の要件を満たす修復に使用するのであれば，これまで以上の臨床予後が期待される材料である．

5．レジンセメントの接着システム

接着性レジンセメントといえども，セメント自体に歯質接着性があるわけではなく，あくまでも付属の接着システムを用いて歯質の前処理を確実に行うことが重要である．特にコンポジットレジン系レジンセメントの中には，接着性モノマーを含まず，レジンセメント自体には接着を全く期待していない材料もある（リライエックス®など）．

レジンセメントの接着システムは，各社とも直接コンポジットレジンのボンディングシステムの技術を応用したものが多い（表5）．現在，コンポジットレジン修復において主流となっているのは，2ステップのボンディングシステムである．これには，セルフエッチングプライマーシステムとリン酸エッチングを用いるワンボトルアドヒーシ

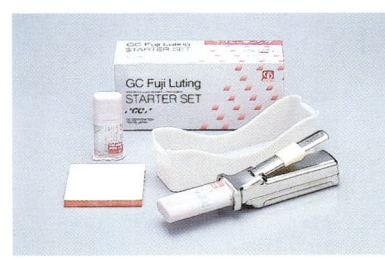

図37　フジルーティング®

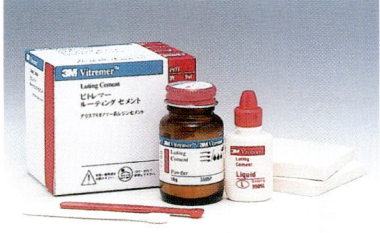

図38　ビトレマールーティングセメント®

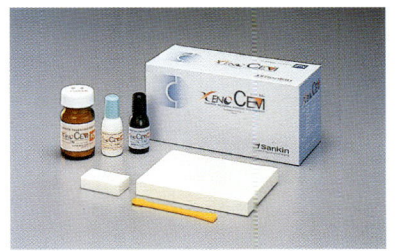

図39　クシーノセム®

表 5 各種レジンセメントと接着システムの分類

分類	重合形式	製品名	メーカー	接着操作
MMA系	化学	スーパーボンドC&B®	サンメディカル	酸処理のみ レッド：リン酸 グリーン：クエン酸，塩化第二鉄
		マルチボンド®	トクヤマデンタル	セルフエッチングプライマーシステム：プライマーA，B
コンポジットレジン系	化学	ケミエース®	サンメディカル	酸処理のみ グリーン：クエン酸，塩化第二鉄
	デュアルキュア（光―化学）	パナビアフルオロセメント®	クラレメディカル	セルフエッチングプライマーシステム：EDプライマーA，B
		ビスタイトII®	トクヤマメディカル	セルフエッチングプライマーシステム：プライマー1A，1B，プライマー2
		リンクマックス®	ジーシー	セルフエッチングプライマーシステム：プライマーA，B
		リライエックス®	3M-ESPE	ウェットボンディングシステム： エッチャント：リン酸 シングルボンドアドヒーシブ
		インパーバデュアル®	松風	3ステップシステム： エッチャント：リン酸 インパーバデンティンプライマー インパーバボンドボンディング材
グラスアイオノマー系	化学・酸―塩基	フジルーティング®	ジーシー	歯面処理のみ： ルーティングコンディショナー
		ビトレマールーティングセメント®	3M-ESPE	歯面処理なし
		クシーノセム®	デンツプライ-サンキン	歯面処理のみ： プライマー

（二階堂徹，他：各種接着性レジンセメントの新しい潮流，接着性レジンセメントを比較検討する，歯界展望，**96**(2)：290，2000．より一部改変）

ブシステムがある（第3章参照）．それぞれの接着システムは，そのコンセプトが全く異なり，それぞれのコンセプトを理解した上で確実な接着操作を行うことが必要である．

国内の最近のレジンセメント（パナビアフルオロセメント®，ビスタイトII®，リンクマックス®など）は，セルフエッチングプライマーを応用したものが多く，海外の製品（リライエックス®）では，ウエットボンディングシステムを用いたものも登場している．一方，スーパーボンドC&B®では，エナメル質のみにはリン酸，エナメル質と象牙質の両者に対しては10％クエン酸，3％塩化第二鉄を用いた前処理を行っている．

6．歯質との接着機構

レジンセメントと歯質との接着機構は，基本的にはコンポジットレジンにおける接着と同様である．すなわち，エナメル質に対する接着[28]は，リン酸あるいはセルフエッチングプライマーによってエナメル質表面をエッチングし，エナメル質表層に細かな凹凸を生成し，この凹凸にレジンセメントのモノマー成分が浸透し，重合して硬化することにより，レジンタグを生成することによる（図40）．

象牙質の場合，同様にリン酸あるいはセルフエッチングプライマーで象牙質表面を処理することにより，スメア層を除去し，さらに健全象牙質表層も1〜数μm脱灰する．続いてモノマーが脱灰象牙質に浸透して，そこで硬化し，樹脂含浸層[29]を形成することによる（図41）．

7．レジンセメントの初期接着性

レジンインレーやポーセレンインレーなどの審美修復材料は，メタルインレーと比較して非常に脆い材料である．そのため，これを窩洞に装着する際，インレー体の破折を防ぐため，インレー体をまず接着し，歯質とインレー体とを一体化させ，その後で咬合調整を行うことが必要とされる．しかし，咬合調整の際，歯質との接着が不十分であれば，接着自体が破壊され，インレー体の破折に至る危険性がある．したがって，審美修復材料の接着に際しては，特に接着初期からの十分な接着強さが要求される．図42は3種の市販レジンセメントの，象牙質に対する初期の接着強さを示す[30]．

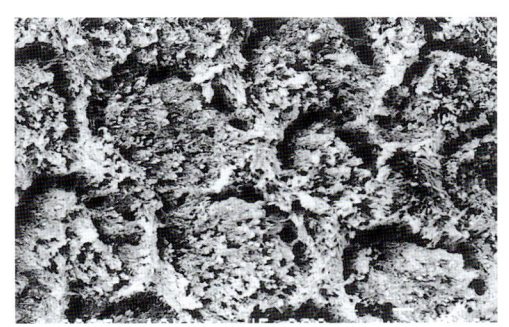

（二階堂徹，他：接着性レジンセメントを比較検討する，歯界展望，**96**(2)：297，2000．より引用）
図40 リン酸エッチングしたエナメル質表面のSEM像（5,000倍）

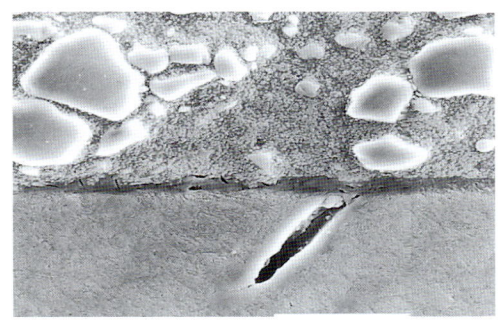

（二階堂徹，他：接着性レジンセメントを比較検討する，歯界展望，**96**(2)：297，2000．より引用）
図41 ビスタイト® と象牙質の接着界面のSEM像．樹脂含浸層が観察される（3,000倍）

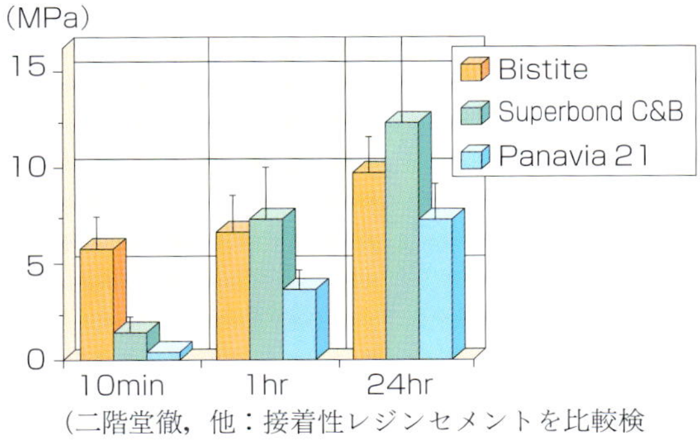

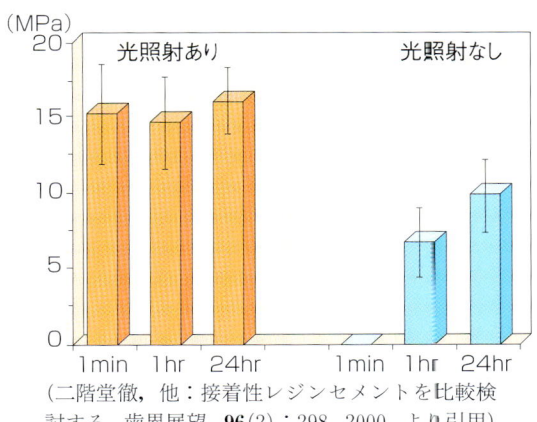

（二階堂徹，他：接着性レジンセメントを比較検討する，歯界展望，**96**(2)：298，2000．より引用）
図42 接着性レジンセメントの象牙質に対する初期接着強さ

（二階堂徹，他：接着性レジンセメントを比較検討する，歯界展望，**96**(2)：298，2000．より引用）
図43 リライエックス® の象牙質に対する初期接着強さ

一日後の接着強さを比較すると，スーパーボンドC＆B®が最も高く，続いてビスタイト®（ビスタイトII®ではないので注意！），最も接着強さの低かったのがパナビア21®（パナビアフルオロセメント®ではないので注意！）の順であった．しかし，接着直後においては，スーパーボンドC＆B®は，いまだ十分な接着強さを発揮しておらず，かえってビスタイト®の方が高い値を示している．ビスタイト®はディアルキュア型であるのに対して，パナビア21®やスーパーボンドC＆B®は化学重合型であることから，初期の接着強さの向上には，光照射による硬化が可能なデュアルキュア型レジンセメントが有効である．図43は，デュアルキュア型レジンセメントであるリライエックス®の象牙質に対する初期の接着強さを示す[31]．リライエックス®の接着強さは，光照射した場合，初期から10 MPaを超す高い接着強さを示した．しかし，光照射を行わなかった場合，初期にはセメントの重合が進んでいないためにほとんど接着しておらず，24時間後においてもその接着強さは10 MPaには達しない．デュアルキュア型レジンセメントは，光照射を行わなくても化学重合によって硬化する．しかし，象牙質に対する接着を考えた場合，デュアルキュア型といえども，装着時に十分に光照射を行うことが重要である．

8．歯面の汚染の影響

　間接修復における接着を考えた場合，接着を取り巻く環境は，直接充填の場合に比べてきわめて厳しい．なぜなら，被着体としてのエナメル質や象牙質は，口腔内の温度・湿度の影響や，仮封材・血液・唾液などによる表面の汚染などの影響を受けやすいからである[21,22]（第4章参照）．特に最近のセルフエッチングプライマーシステムは，プライマー塗布後の水洗が不要であり，簡便さが強調されているが，表面の汚染には敏感なシステムである[32]．間接修復で取り扱う被着面は，通常，仮封材や唾液などによって汚染されていると考えた方がよく，この被着体に対しては，接着前によほど慎重に被着体の清掃を行わない限り，汚染による接着の低下をまねくおそれがある．したがって，間接修復においてセルフエッチングプライマーシステムを使用する際には接着をする環境に対する十分な配慮が必要である．

9．レジンコーティング法による確実な接着

　以上のように最近のレジンセメントの歯質接着性は著しく向上したが，直接コンポジットレジンのボンディングシステムと比較すればその接着性は依然として低いのが現状である．このような状況の中で，筆者らは臨床にレジンコーティング法を積極的にとり入れ，良好な結果を得ている．レジンコーティング法とは，窩洞形成および支台歯形成した形成面をコンポジットレジンのためのボンディングシステムと低粘性コンポジットレジンを用いてコーティングし，印象採得を行い，修復物を制作する方法である．この方法を用いることによって，象牙質との接着は窩洞形成直後に完了し，コーティング面にレジンセメントを接着させれば強力な接着が得られる．現時点でレジンセメントを用いた確実な接着を行うためには，レジンコーティング法の選択が有効と考え，次章にレジンコーティング法について詳述する．

第7章 レジンコーティング法

レジンコーティング法とは，レジンインレーやポーセレンインレーなどの間接修復を行う際に，窩洞形成面全体をあらかじめコンポジットレジン修復に用いるボンディング材と低粘性コンポジットレジンとによって被覆し，その後，印象採得を行い，修復を施す方法である．これまで主にコンポジットレジンインレー法やポーセレンインレー法の際，レジンセメントと歯質との確実な接着を得る新しい方法として注目されてきた．しかし，レジンコーティング法は有髄歯に限らず，無髄歯においても広く応用可能な優れた方法である．本章では，レジンコーティング法の意義と無髄歯への応用について述べる．

1．レジンコーティング法の術式

図44に有髄歯の二級修復をモデルにして，従来の修復方法とレジンコーティング法の臨床術式の違いを示す[33]．レジンコーティング法を行う場合，窩洞形成終了後，切削面にボンディング材と低粘性コンポジットレジンとを塗布して接着操作を完了し，露出象牙質面を被覆・保護した後に印象採得を行う．

レジンコーティング材料としては，コンポジットレジン充填に用いられるボンディングシステムと低粘性コンポジットレジン（図45）とを組合せて用いるのが一般的である．使用するボンディン

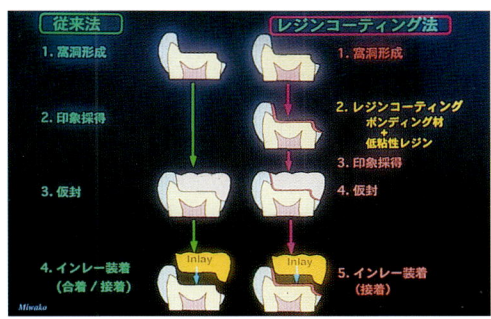

(佐藤暢昭，他：低粘性コンポジットレジンによる象牙質接着保護法の実際，接着歯学，**12**(1)：43，1994．より引用)
図44 従来の修復方法とレジンコーティング法の臨床術式の違い[33]

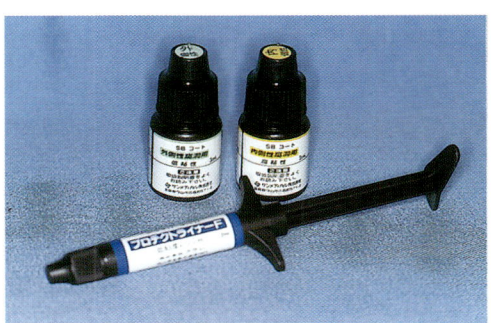

(二階堂徹，他：間接法によるコンポジットレジン修復の可能性―臨床術式と技工操作―，QDT別冊 YEAR BOOK 2000：105，2000．より引用)
図45 低粘性コンポジットレジン．SBコート®（外側性窩洞用と内側性窩洞用，上左右：サンメディカル）とプロテクトライナーF®（下：クラレメディカル）

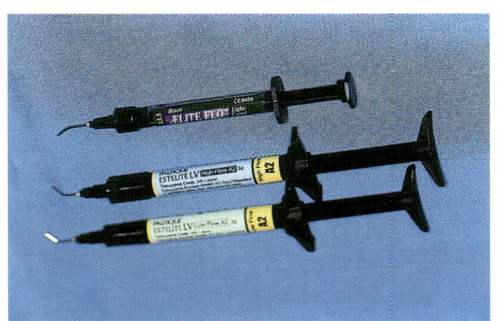

(二階堂徹，他：間接法によるコンポジットレジン修復の可能性―臨床術式と技工操作―，QDT別冊 YEAR BOOK 2000：105，2000．より引用)
図46 市販フローワブルコンポジットレジン．エリートフロー®（ビスコ）とパルフィークエステライトLV®（ハイフローとローフロー，トクヤマデンタル）

グシステムとしては，どのような接着システムを用いてもよく，自分が最も使い慣れた信頼性の高い接着システムを使用すればよい．さらに低粘性コンポジットレジンとしてレジンコーティング専用に市販されている材料（図45）だけでなく，フローワブルコンポジットレジン（図46）を使用してもよい．低粘性コンポジットレジンを使用する目的は，ボンディング材を被覆してボンディング材を保護するためだけでなく，ボンディング材表層の空気（酸素）との接触を遮断し，ボンディング材自体の重合をさらに向上させて，接着強さを向上させる働きも期待されている．

2．歯髄保護

有髄歯に対して窩洞形成や支台歯形成を行った場合，露出した象牙質面にレジンコーティングを行えば，歯髄と象牙質とを保護し，外来刺激を遮断することが可能となる．これはミクロの視点に立てば接着性レジンが歯質に浸透，硬化して形成された樹脂含浸層の生成によって，象牙質面に膜を形成するものである[14]．この樹脂含浸層は，数ミクロン以下の層であり，象牙質の接着を可能にし，さらにその封鎖性，耐酸性によって，外来刺激や細菌感染を遮断して象牙質や歯髄を保護する役割を果たしている．ボンディング材としてセルフエッチングプライマーシステムを用いれば，非常に薄くて質の高い樹脂含浸層の形成が可能である（第3章参照）．

3．無髄歯の修復と無菌的配慮

抜髄処置，感染根管処置を問わず，根管治療や根管充填処置は厳密な無菌的条件下で行わなければならない．しかし，根管充填が完了し，その後の修復処置となると無菌的配慮がなくなってしまうのが現状である．現在の根管充填材は，根管壁に緊密に密着させるだけで，接着しているわけではないので根管充填材が唾液に汚染されると，短期間に歯冠部から根尖への漏洩（Coronal microleakage）が生じるおそれがある[34]．さらに支台築造のためにポストの形成が行われ，根管内のガッタパーチャが除去されると，根管の封鎖性はさらに低下し，Coronal Microleakageがより生じやすくなる．したがって，ポストの形成や印象採得，不完全な仮封などの一連の補綴処置によって，再感染する危険性は高い[35]．しかしながら，現在の間接修復の術式においてはCoronal Microleakageを防ぐことは非常に困難である．

無髄歯に対してレジンコーティングを行えば，根管口を封鎖することが可能なため，細菌の根管内への侵入を阻止し，Coronal Microleakageを防ぐ上でも有効である（図47）[7]．レジンコーティ

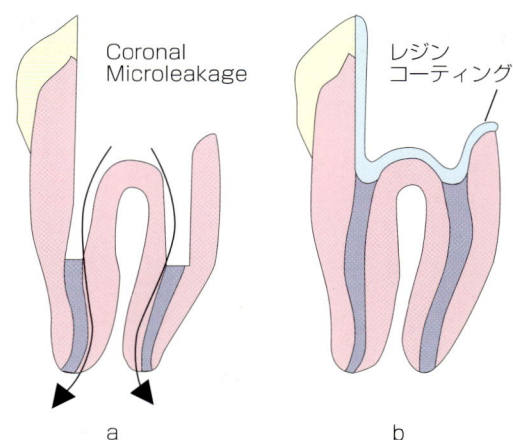

（二階堂徹，他：間接法によるコンポジットレジン修復の可能性—臨床術式と技工操作—，QDT別冊 YEAR BOOK 2000：105，2000．より引用）

図 47　無髄歯のレジンコーティング法による無菌的処置
　a．従来の支台歯形成．歯冠部から根管内への細菌侵入（Coronal Microleakage）を防ぐことは不可能．
　b．レジンコーティングを行うことにより，根管口を封鎖し，細菌の根管内への侵入を阻止することが可能．

ング法を用いることによって，これまで不可能であった根管充塡後の無菌的な処置が可能となる．

4．レジンコーティングによる接着性の向上

レジンコーティングされた象牙質に対しては，接着初期から高い接着強さが得られる[36]．図48は，パナビアフルオロセメント® の牛歯象牙質に対する接着強さとレジンコーティング面に対する接着強さとを比較したものである[37]．パナビアフルオロセメント® の象牙質に対する初期の接着強さは，約10 MPaであり，これまでのレジンセメントに比べてその接着性は改善されているが，その後（10分後，24時間後）の接着強さの向上は認められない．一方，象牙質面をあらかじめクリアフィルライナーボンドⅡΣ® とプロテクトライナーF®（クラレメディカル）とを用いてレジンコーティングした場合，コーティング面とレジンセメントとの接着強さは，接着直後では象牙質面に対する接着強さと変わらないものの，接着後10分では有意に高い値を示し，さらに一日後の接着強さは17～18 MPaと直接コンポジットレジンのそれに匹敵する接着強さが得られる．

5．未重合層の処理と印象採得

レジンコーティング面は，光硬化後も，空気中の酸素の影響により，表面に未重合層が存在する．この未重合層の存在は，その後の印象採得や仮封，仮封冠作製時の妨げとなったり，食渣やプラークの付着の原因ともなる．一方，レジンセメントとコーティング面との接着を考えれば，未重合層が多少残っていた方が有利である．

中野ら[38]は，代表的な2種の印象材である寒天印象材（アロマロイド®，ジーシー）とシリコーンラバー印象材（エグザファイン®，ジーシー）とを用いて，レジンコーティング面の印象を行った場合，印象材の種類や未重合層のアルコール綿球による清拭の有無が，その後のレジンセメントと

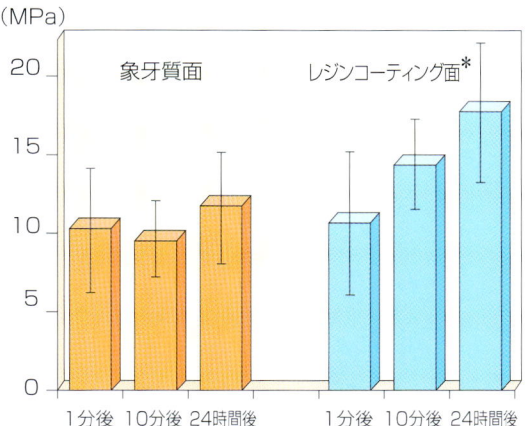

（二階堂徹，他：接着性レジンセメントを比較検討する，歯界展望，**96**(2)：300，2000．より引用）

図 48 パナビアフルオロセメント® の初期の接着強さ．*レジンコーティングは，クリアフィルライナーボンドⅡΣ® とプロテクトライナーF® により行った．

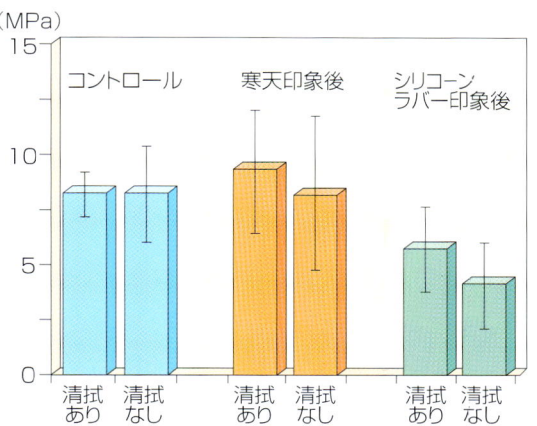

（二階堂徹，他：レジンコーティング法を応用した保存修復法，日本歯科評論，**694**：152，2000．より引用）

図 49 印象材の種類やコーティング面の未重合層の有無が，レジンセメントとコーティング面との接着に及ぼす影響[44]．低粘性コンポジットレジン：プロテクトライナーF®，レジンセメント：クラ・ペールDC®（クラレメディカル）．

コーティング面との接着に及ぼす影響について検討した（図49）．その結果，寒天印象材は，未重合層の清拭の有無にかかわらず，コーティング面や印象面への影響はなく，接着にも問題ないことがわかった．一方，シリコーンラバー印象材を用いた場合，接着強さは低下し，特に未重合層を放置した場合，その影響は顕著であった．これは未重合層を残したままシリコーンラバー印象材により印象採得を行うと，未重合層の酸素あるいはモノマーが印象材の硬化を阻害し，コーティング面に印象材が付着するためと考えられる．このことは，コーティング面とレジンセメントとの接着を阻害するばかりか，石膏模型面のあれの原因ともなる[39]．したがって，シリコーンラバー印象材を用いて印象採得を行う際には，前もってアルコール綿球等を用いて未重合層をよくふき取ることが大切である．

以上のように，筆者らはレジンコーティングを行った際には，接着に影響を及ぼさない寒天・アルジネート連合印象を採用している．

6．仮封材の選択

レジンコーティングを行う場合，レジンセメントの接着に影響を及ぼさない仮封材の選択も重要である．図50は，各種仮封材除去後のコーティング面に対するレジンセメントの接着強さを示す[40]．最も良好な結果が得られたのは，水硬性仮封材であるキャビットG®である（図51）．これはレジンセメントの重合に影響を及ぼさないばかりでなく，コーティング面に存在する未重合層を保護し，それが接着に有利に働くと考えている．一方，軟質レジン系の仮封材であるデュラシール®（Reliance dental mfg社）やファーミット®（Vivadent社）等を使用することは，禁忌である．これらの軟質レジン系仮封材は，コーティング面と反応して表面に付着し，除去することが困難であるばかりか，表面に付着した仮封材が接着に悪影響を及ぼすからである．また，ユージノール系，非ユージノール系の材料は短期的には接着を阻害する原因にはならない．しかし，ユージノール系の仮封材については，重合阻害の可能性が否定できず，使用を避けたほうがよい．

7．レジンコーティング法を応用した窩洞形態

図52にレジンコーティング法を応用した無髄歯の窩洞形態を示す．前述したように，レジンコーティング法を応用すれば，レジンセメントと歯質

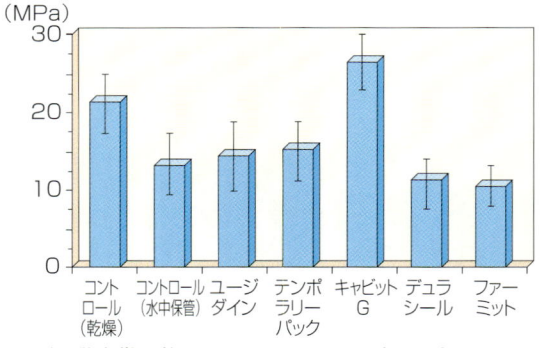

（二階堂徹，他：レジンコーティング法を応用した保存修復法，日本歯科評論，694：153，2000．より引用）

図50　各種仮封材除去後のレジンコーティング面（プロテクトライナー®，クラレメディカル）に対するレジンセメントの接着強さ[45]

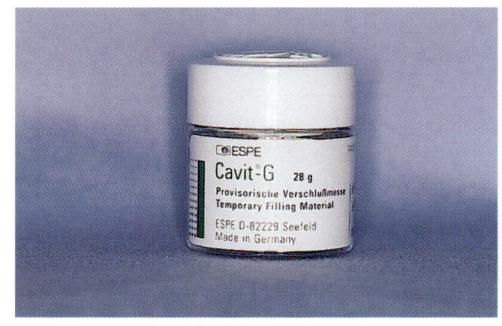

図51　水硬性仮封材　キャビットG®

との接着は，コンポジットレジンの場合と遜色がない．すでにレジンセメントとコンポジットレジンインレーや，ポーセレンインレーとの確実な接着は可能である．したがって，レジンコーティング法を応用すれば，窩洞の形態は，接着性コンポジットレジンの場合と同様に考えることができる．つまり，無髄歯に対する間接修復においても歯質の削除は極力控え，接着面積を確保するために髄腔内のガッタパーチャをすべて除去して髄床底部象牙質や根管内象牙質を露出させる．次にレジンコーティングを行ってレジンと象牙質との接着を完了させ，その後印象採得を行う．これにより，これまで問題とされていた仮封の脱落によるCoronal Microleakage の問題が解決され，根管の無菌的処置が可能となる．

間接修復の制約上，印象採得やその後の模型作製に支障をきたすようなアンダーカットや鋭利な辺縁などがある場合，これを除去して窩洞形成を終了する場合もある．また，レジンコーティングの際，低粘性コンポジットレジンを多めに塗布することによって鋭縁をカバーしたり，アンダーカットを埋めてしまうことも可能である．さらに歯質，修復物に対して確実に接着すれば，修復物

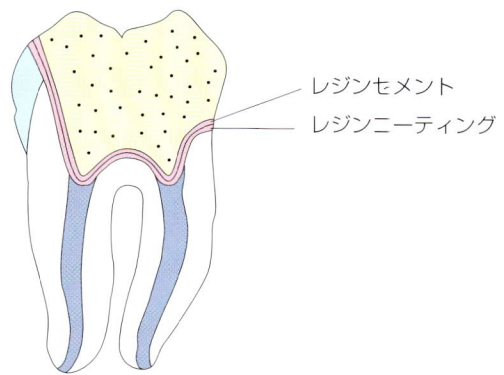

図 52　レジンコーティング法を応用した無髄歯の窩洞形態

と歯質とは一体化し，歯質が薄くなろうともそれを修復材料が補強する，あるいは材料が薄くてもそれを歯質が補うといった材料と歯質との補完的な役割が可能となる．

無機セメントによって合着していた従来の補綴処置においては，ポスト孔の形成とその後のクラウンの形成のために残存歯質も犠牲となってきた．しかし，レジンコーティング法を応用すれば，間接修復といえども健全歯質の削除量を最小限に留め，歯質保存的な修復法が可能となる．

第8章 コンポジットレジンコア

　第5章で述べたように，接着の信頼性の高さから無髄歯といえどもコンポジットレジン修復法が第一の選択肢であると考えている．しかし，臨床的にはさまざまなケースがあり，クラウンのやり直しのような症例においては，コンポジットレジンによって歯冠修復することは困難である．このような場合には，根管治療後に支台築造から行わなければならない．ここではコンポジットレジンコアについて述べる．

1．従来のメタルコア

　これまでのメタルコアにおけるポストの役割は，上部構造であるコア部分の機械的な保持であり，これはまぎれもなく歯質との接着が不可能であった時代の産物である（図53-a）．すなわち，歯冠が崩壊し，歯冠部歯質に保持形態を求められない場合に，根管内に保持を求め，無機セメントで合着して機械的に保持したのである．したがって，接着性レジンによってコア部分と歯質を接着させ，一体化することが可能ならば，歯質を切削してポスト孔を形成する必要はない（図53-b）[41]．また応力の集中を起こさない配慮をするのであれば，歯質との弾性率の全く異なるメタルコアを用いるのではなく，比較的弾性率の近いコンポジットレジンコアを使用したほうが歯根破折の防止のために有効である[42]．

2．レジンコアは直接法か，間接法か？

　接着修復における直接法か間接法かの選択の第一の基準は，接着の信頼性である．レジンコアを直接法で行う場合，そのボンディングシステムとして直接コンポジットレジン修復の接着システムを用いることが可能である．一方，間接法では，接着のために接着性レジンセメントを用いることになる．しかし，一部の例外を除きレジンセメントの歯質接着性はいまだ十分とはいえず，さらに仮封材や血液，唾液による汚染などの接着への影響も無視できない．レジンセメントの接着性能を向上させるためには，レジンコーティング法を用いることが最も有効な手段であるが，もしも直接コンポジットレジンによる支台築造が可能であれば，直接法を選択すべきである．

3．コア用コンポジットレジン

　支台築造の上部構造を成すコア部分は，十分な機械的強度を有していることが必要である．これまで支台築造には金属が主に使用されてきた．確かに金属は，機械的強度という意味からは最も優れた材料である．しかし，支台築造に用いる材料として，金属は歯質と全く異なる弾性率を有し，咬合によって支台歯に加わる応力は，歯質に集中

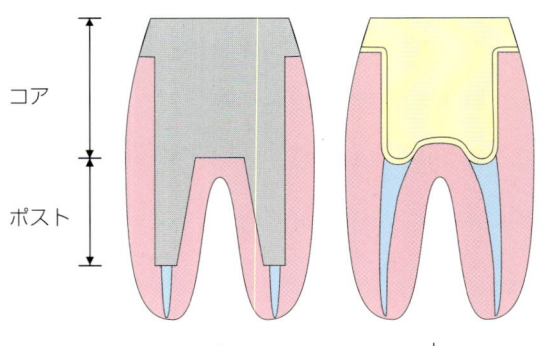

図53　鋳造コアとコンポジットレジンコアとの比較
　a．鋳造コア．ポストの形成のために根管歯質を削除．
　b．レジンコア．歯質と接着するためポスト孔は必要ない．

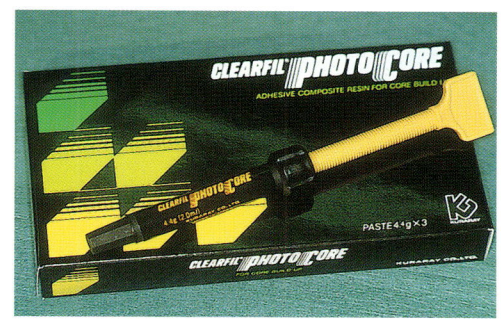

図 54 クリアフィルフォトコア®

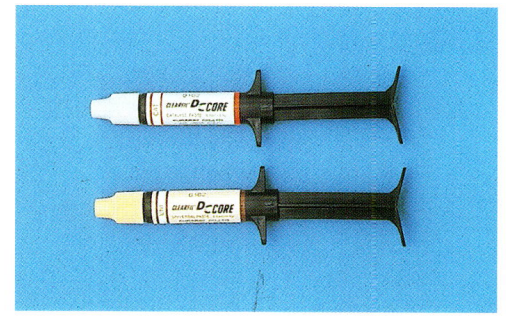

図 55 クリアフィル DC コア®

し，これが歯質を破折させる原因となる．一方，コンポジットレジンは，金属に比べればその強度は低いが，歯質と弾性率が近く，外力に対して歯質と同じように変形し，歯質への応力集中が少ない．コンポジットレジンをコアとして用いれば，歯質の削除量を少なくすることが可能であり，さらに接着させることで歯質と一体化し，応力の歯質への集中を避けて歯根破折の危険性を低下させられる．

図 54，55 に現在使用している代表的なコア用のコンポジットレジンであるクリアフィルフォトコア® とクリアフィル DC コア®（ともにクラレメディカル）を示す．クリアフィルフォトコア® は光重合型であり，クリアフィル DC コア® は，デュアルキュア（光-化学重合）型のコンポジットレジンである．その機械的諸物性は，金銀パラジウム合金などの値と比べれば，はるかに低い値であるが，弾性率は象牙質と同等であり，応力の集中が少ないという点から考えれば，十分に満足のできる材料である（表 6）[42]．

4．レジンコアによる築造法

根管治療終了後，レジンコアによる接着を行う場合には，根管治療の際に使用する各種薬剤の影響をできるだけ少なくするため，根管治療直後の

表 6　象牙質および修復材料の弾性率（GPa）

象牙質	12〜19
歯科用合金（金合金）	75〜100
コア用レジン	
（クリアフィル DS コア®）	
光重合時	17
化学重合時	14
レジンセメント	
（パナビア 21®）	11

（柏田聰明，他：失活歯を長期に保存するための支台築造を伴う歯冠補綴の新しい考え方とその実際，歯界展望，**96**(5)：1019，2000．より引用）

修復は避けるべきである．1 週間程度の期間をおき，次回来院時に支台築造を行うことをお勧めする（第 4 章参照）．

支台築造に際しては，髄腔内に充填されたガッタパーチャを根管口直下で切って，除去し，シーラーも丁寧に除去し，髄床底部の新鮮象牙質を露出させる．接着性修復では，レジンコアは接着によって築造窩洞に保持されるのであって，従来の支台築造のようにむやみにポスト孔を形成して，歯根部歯質を削除すべきではない．鋳造ポストの役割は，非接着性修復の際のコア部分の保持が目的であり，ポストによって歯根が強化されることは決してないのである（図 56-a）．

コア用コンポジットレジンを接着させる際に

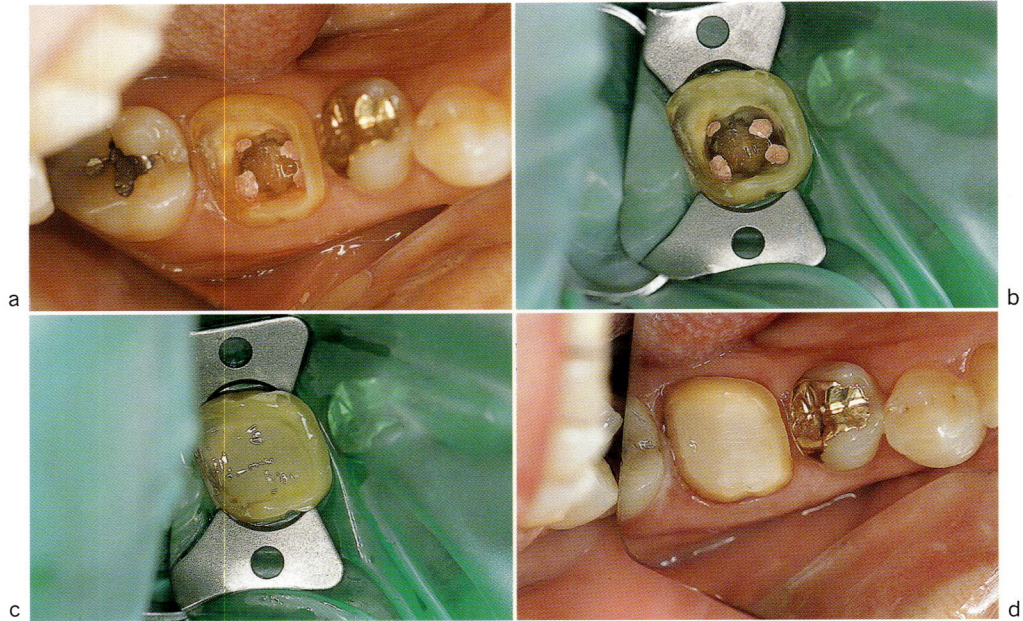

図 56 光重合型コンポジットレジンによる支台築造
　a．ガッタパーチャを根管口のところで切り，髄床底部を露出させる．
　b．ラバーダム防湿．
　c．接着操作後，クリアフィルフォトコア® を積層充填．
　d．支台築造終了後．

は，直接充填用ボンディングシステムの中で最も信頼の高い材料を使用すればよい．支台築造の場合，その窩洞が比較的深い場合が多く，照射器と被着面との距離が離れる場合も多い．距離が離れるとそれに従って到達する光の強度は減衰するため，照射時間を長くするような対策が必要となる．さらに深い窩洞ではコア用コンポジットレジンを2～3層に分けて，少しずつ充填操作を行う積層充填にすることによって，コンポジットレジンの確実な重合と重合収縮によるギャップの形成を抑制できる（図56-b～d）．

5．ポストの使用

　歯冠部歯質がある程度残っている症例では，根管内に保持を求めることなく，髄室内象牙質を最大限に利用した接着によって支台築造が可能である．

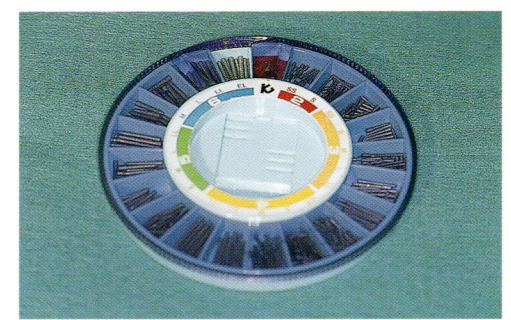

図 57　既製ポスト（ADポスト®，クラレメディカル）

る．しかし，歯質の崩壊が著しく，ほとんど歯冠部歯質がない場合，接着のみによってコンポジットレジンコアを長期間口腔内で保持するのは，不安である．一時的に加わる強い咬合力によってコンポジットレジンが破壊したり，接着が破壊される可能性もある．このような症例では，ポストを植立することで，破壊に対する機械的な補強効果

を期待している．またもともと太い鋳造ポストが形成されていたり，う蝕の除去により，根管歯質が菲薄となった場合には，その補強が必要である．このような際にはポストの利用が有効である（図57）．

6．ポストの分類

現在，コンポジットレジンコア用のポストとしては，既製ポストが使用され，材料の組成からは，ファイバーと金属に分類されている．

金属製の既製ポストは，コンポジットレジンコアとともに用いられてきた歴史があるが，これまで歯質と良く接着するボンディング材がなかったため，それを補うために根管内にねじ込んで機械的に保持するスクリューポストが多かった．しかし，歯質にねじ込む際，歯質には，ねじりの応力が加わり，これが歯根破折の原因ともなる．今日の優れた接着性材料を使用すれば，既製ポストをねじ込む必要はなく，根管象牙質はできる限り削除することなく，根管よりもひとまわり細いポストを選択してレジンセメントによって接着させれば良い（図58）．根管内での接着操作を考えた場合，光照射が非常に困難となるため，ポスト孔の中にデュアルキュア型のコア用コンポジットレジンを流し込み，その直後に既製ポストを挿入して硬化させる方法を採用している．また，化学重合型で接着性の高いスーパーボンドこ＆B®の使用も適している．

金属製ポストの場合，場合によっては金属色を消す必要があり，その際にはオペーク色のコンポジットレジンを使用する．

一方，金属製の既製ポストは，歯質との弾性率が異なり，光重合型の接着性レジン材料の使用に不向きであるなどの欠点がある．さらに金属色はその後のコンポジットレジン充塡の際などに，色調の点で問題となる．このような問題を解決すべく，グラスファイバーを用いた透明の既製ポストが最近登場してきた．グラスファイバーの特徴は，透明性が強く，接着性レジンを光照射によって重合させることが可能である．また，歯冠色修復に適しており，歯質との弾性率の近い性質が最近注目されている．これらの材料は，接着性を考慮してすでに表面をシラン処理され，レジンとの接着を可能としている．

7．間接法によるレジンコア

間接法を応用してレジンコアを作製する場合，模型上でコアの作製が可能であるため，形態の付与が容易であること，レジンコアを光，加熱重合することができ，機械的強度の高いレジンコアが製作できるなどの利点がある．しかし，歯質の削除量は直接法に比べて大きくなること，象牙質との接着にはレジンセメントを用いる必要があり，その接着性能は直接コンポジットレジンのボンディングシステムに比べて低いこと，接着の際の唾液，血液，仮封剤などの汚染が接着に影響を及ぼすことなど接着修復にとっては厳しい条件が多い（第6章レジンセメント参照）．しかし，歯冠の

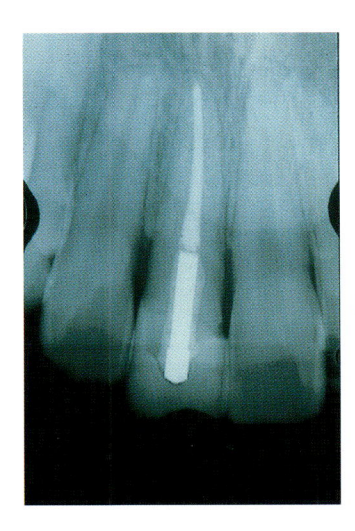

図58 ADポスト®の使用例
歯冠部が崩壊している場合，既製ポストにより機械的保持も利用する．その際，歯質はできる限り保存する．

崩壊の著しい場合など間接法も有力な選択肢となろう．

8．レジンセメントとレジンコアとの接着

間接法を用いてレジンコアをセットする際，さらに支台歯形成を行ってクラウンを装着することになる．このような際，コア用レジンとレジンセメントとの接着性が重要となる．赤川ら[43]は，各種レジンセメントのコア用コンポジットレジンに対する接着強さについて検討した(表7)．その結果，レジンセメントのコア用コンポジットレジンとの接着には，コンポジットレジン表面をよく清掃してから，リン酸エッチングし，その後シラン処理を行うことが重要であることがわかった．コア用コンポジットレジンとして光重合型のクリアフィルフォトコア®とデュアルキュア型のクリアフィルDCコア®の2種について検討したが，材料の違いによる接着への影響はなかった．

9．接着界面を減らす

均一な材料に応力が加わった場合，応力は分散するが，2つの異なる材料が接着した場合，応力はその接着界面に集中する．いわば界面は弱点となりやすい．したがって，異なる材料同士の接する界面では，強固に接着させて一体化を図ること，できる限り応力の加わらないようにすること，そのためには2つの材料の弾性率をできる限り近いものにするなどの努力が必要である．しかし，最も効果的なのは，修復材の設計の段階で接着界面の数を減らすことであろう．

これまでの補綴処置においては，支台築造と鋳造冠という2ピースの構造体を善しとしてきた．これには臨床操作上の便宜性や，接着のなかった時代の修復物の保持，さらには鋳造修復物の適合

表7 レジンセメントのクリアフィルフォトコア®（クラレメディカル）に対する接着強さ（MPa）

	シラン処理なし	シラン処理あり
スーパーボンドC&B®（サンメディカル）	16.0±2.6	22.3±5.1[1]
パナビア21®（クラレメディカル）	12.3±2.4	19.8±2.4[2]

（赤川裕俊，他：レジンセメントとコア用レジンとの接着強さ，日歯保存誌，**43**(1)：50，2000．より引用）
シラン処理：1）ポーセレンライナーM®（サンメディカル）2）クリアフィルライナーボンドIIΣプライマー®＋ポーセレンアクチベーター®（クラレメディカル）

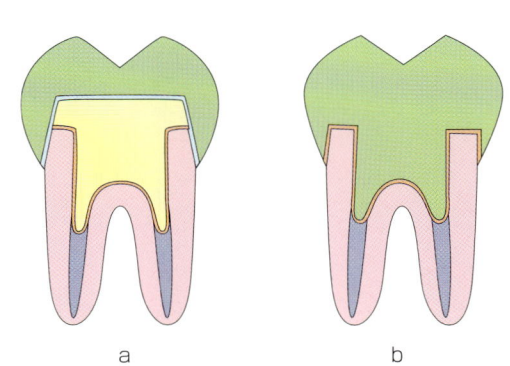

図59 2ピースクラウン(a)と1ピースクラウン(b)との比較
　接着界面が少ないほど，弱点を減らすことが可能となる．1ピースにした方が，修復も簡単であり，応力集中による修復物の破壊を回避できる．

精度の向上などの要素を加味した結果，確立されたものである．しかし，接着を利用し，コア部分もクラウンもすべて歯冠色材料すなわちコンポジットレジンによって作製するとしたら，これらをはじめから一体として作製した方が，操作も簡単で界面を少なくすることができ，弱点を減らす結果となる(図59)．もしも間接法を選択しなければならない場合，レジンコアを作製するのではなく，ポストクラウンやポストアンレーを作成することによって，術式を簡略化し，術後のトラブルを軽減することができる．

第9章　間接修復の臨床

実質欠損が大きくなると直接修復による修復操作が困難となるため，間接修復を選択することになる．この場合にも，接着を有効に利用することによって歯質保存的な修復処置を心掛けることが必要である．ここではハイブリッドセラミックス（エステニア®，クラレメディカル）を応用した間接修復例について述べる．

1．ハイブリッドセラミックス

ハイブリッドセラミックスとは，92.3％のフィラーを含有し，高分子バインダーにも平均粒径0.02μmの超微粒子フィラーを高密度に充填することでレジンマトリックスを改質しながら，機械的強度を高めて表面性状に由来する諸物性をセラミックスに近づけたものである（図60）．ハイブリッドセラミックスは，ポーセレンと硬質レジンの中間に位置する物性を有しており，機械的強度，耐摩耗性に優れ，臼歯部の咬合力に耐えうる強度を有している．また曲げ強度が強く，破壊靱性値が高く，ポーセレンに比べ破折が少ない．さらに表面硬度が金合金に近似しており，対合歯に対するダメージが少ない[44]．以上の特徴からわれわれは，ハイブリッドセラミックスを歯冠色修復材料として積極的に利用している[45]．

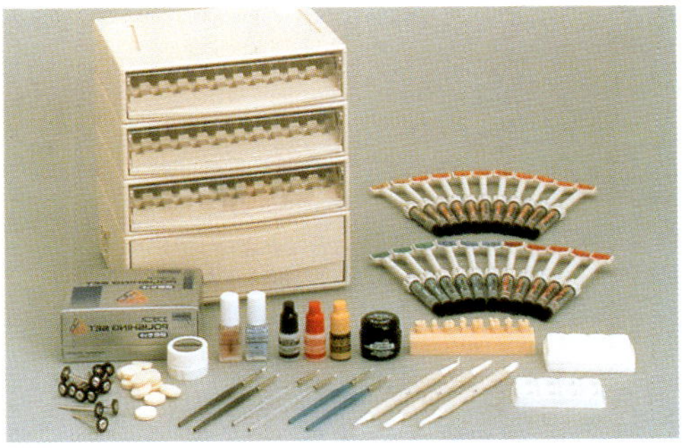

以下にレジンコーティング法を応用し，ハイブリッドセラミックスにより修復した臨床症例を示す．

2．大臼歯の歯冠崩壊の大きな症例

図61は，下顎第一大臼歯の根管治療歯である．歯冠の崩壊が大きく，直接コンポジットレジンによる充填が困難と判断し，最も歯質削除量の少ない処置として，ワンピースによるエステニア®による修復を選択した．まず，接着面積を最大限に活用するため，髄室内のガッタパーチャを完全に除去し，髄床底部象牙質を露出させた（a）．次にラバーダム防湿を行い，ボンディング材と低粘性コンポジットレジン（b）によるレジンコーティングを行った（c）．寒天―アルジネートによる印象採得後（d），水硬性仮封材（Cavit-G®）を用いて仮封を行った（e）．さらに模型を作製し，指示書に従ってエステニア®によるポストアンレーを作成した（f）．エステニア装着の際には，エステニア内面および窩洞内面に対する前処理が必要となる．エステニア内面に対する処理には，サンドブラスト処理を行い，次にリン酸によるエッチングと水洗，乾燥，さらにシラン処理が必要となる（g, h）．窩洞内面はコーティングされており，コーティング面に対してよくアルコール綿球による清拭後，リン酸エッチングを行い，レジンセメント付属の前処理材による処理が必要となる（i）．レジンセメントとしてはデュアルキュア型レジンセメントを用い，レジンセメントのはみ出しを除去した後，十分に光照射して硬化させる（j, k）．

図60　エステニア®

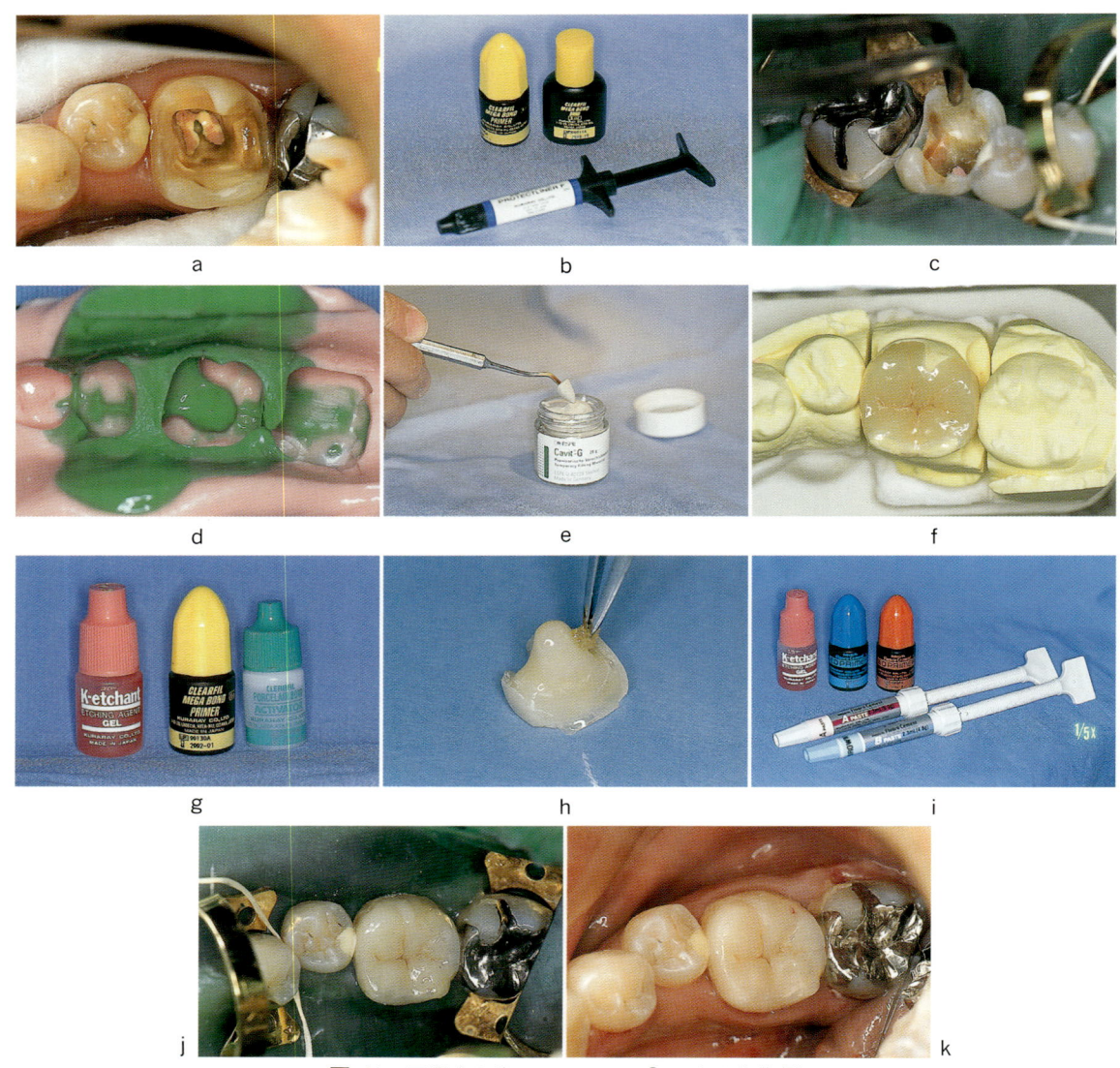

図 61 下顎大臼歯のエステニア® による修復例
a．ガッタパーチャを除去して髄床底部を露出．
b．レジンコーティングに使用した材料．クリアフィルメガボンド® とプロテクトライナーF®．
c．ラバーダム防湿後，窩洞内のレジンコーティングを行う．
d．印象採得には寒天－アルジネート連合印象を行う．
e．仮封には水硬性仮封材であるキャビットG® を用いると良い．
f．模型上で作製したポストアンレー．
g．エステニア内面の処理材．
h．クリアフィルメガボンドプライマー® とポーセレンアクチベーター® を1滴ずつ混和して内面に塗布．
i．パナビアフルオロセメント® とコーティング面の処理剤．
j．光照射してレジンセメントを硬化．
k．1カ月後．

3. 既製ポストを併用した症例

図62は，小臼歯の修復例である．4┐はメタルコアをはずして根管治療をやり直し，┌5┐は2次う蝕のためクラウンを除去した(a)．┌5┐はう蝕除去後，歯冠部歯質が，2/3程度残っていたため，直接コンポジットレジンによる築造を行った．一方，4┐の歯冠はすでに喪失しており，接着のみで修復物を長期間保持することは不可能である．したがって，

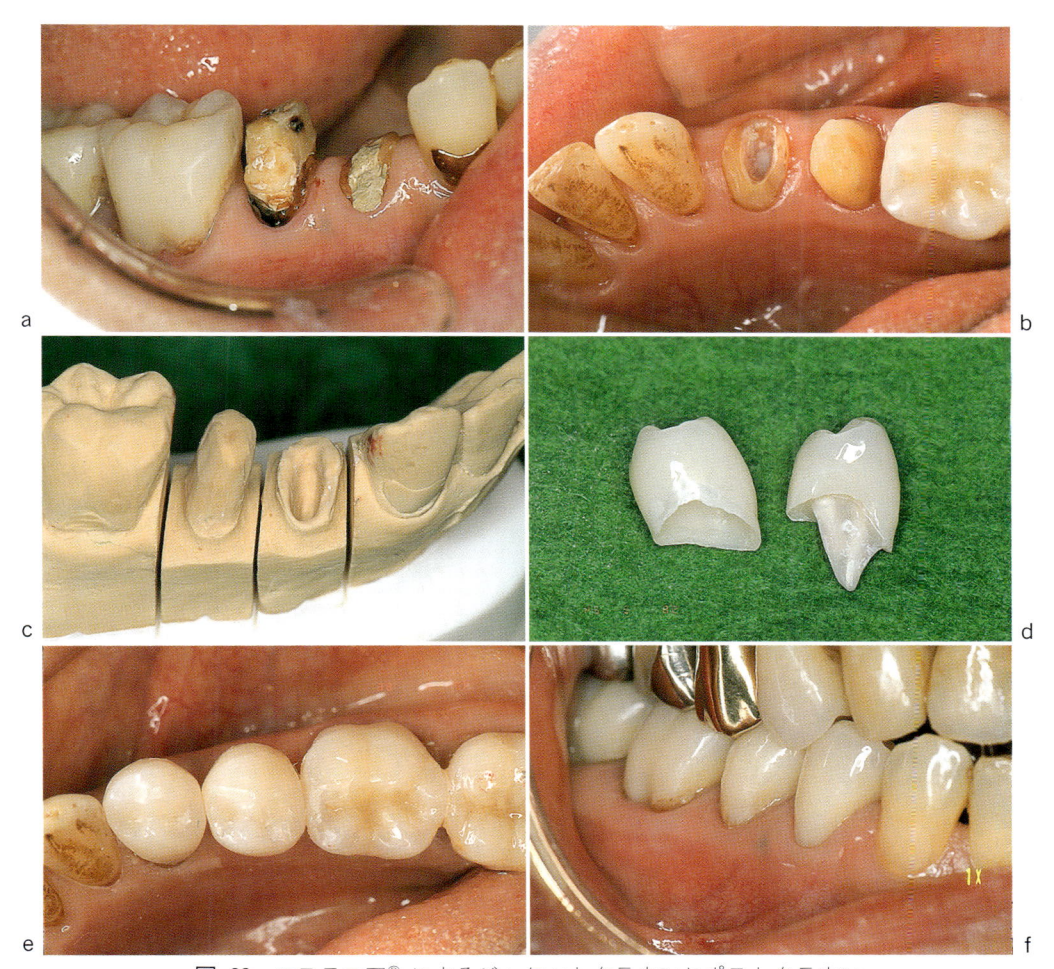

図62 エステニア®によるジャケットクラウンとポストクラウン
a．4┐は歯冠部が喪失，┌5┐はう蝕除去後，歯冠部歯質が，2/3程度残存．
b．4┐は根管形成後，レジンコーティングし，┌5┐は直接レジンコアによって築造．
c．作業模型の作製．
d．┌5┐はエステニア®を用いたジャケット冠を作成．4┐は既製ポスト(ADポスト®)周囲をクリアフィルDCコア®により作成した後，エステニア®を築盛．オペーク色は使用していない．
e．装着には，クリアフィルライナーボンドⅡΣ®とクリアフィルDCコア®を用いた．
f．修復物作製には，オペーク色を使用していないため，透明感があり，歯質との移行が自然．

レジンコーティング法を応用した間接法を用いて修復した（b）．まず，根管内のガッタパーチャを除去し，ポスト孔を形成する．次にレジンコーティングを行い，歯質との接着を行う．さらに寒天・アルジネート連合印象を行って模型を作製した（c）．5⏋は通法に従い，エステニア®を用いたジャケット冠を作成した．一方，⏌4はポストクラウンを選択した．すなわち，ポスト孔より直径のやや細い既製ポスト（ADポスト®）を選び，デュアルキュア型コンポジットレジン（クリアフィルDCコア®）を用いてポストを作製した．さらにエステニア®を築盛して歯冠部を作製した（d）．ポストクラウンの装着には，クリアフィルライナーボンドⅡΣ®とクリアフィルDCコア®を用いた（e, f）．両症例においてもエステニア®による修復物作製には，オペーク色を使用していないため，透明感が得られ，歯質との移行も自然である．

⏌4の修復の際，間接法によりレジンコアを作製し，さらに硬質レジンジャケット冠の作製を行ういわゆる2ピースの修復も可能である．しかし，患者の来院回数が増え，しかも臨床術式が煩雑となるため，接着操作のエラーも増大する．したがって接着を応用した間接法では1ピースによる修復が好ましいと考えている．

4．ジャケット冠内面のオペークの問題

図63は，下顎小臼歯と大臼歯にエステニア®によるジャケット冠を装着した例である．当方の技工指示不足から内面にオペーク色が用いられている（b）．このため修復物は不透明感が強くなり，歯質と修復物との境界が明瞭である（c）．コンポジットレジンによる支台築造では，メタルコアの場合と異なりオペーク色を使用する必要がなく，使用するとかえって歯質と修復物との境界が不自然となる．

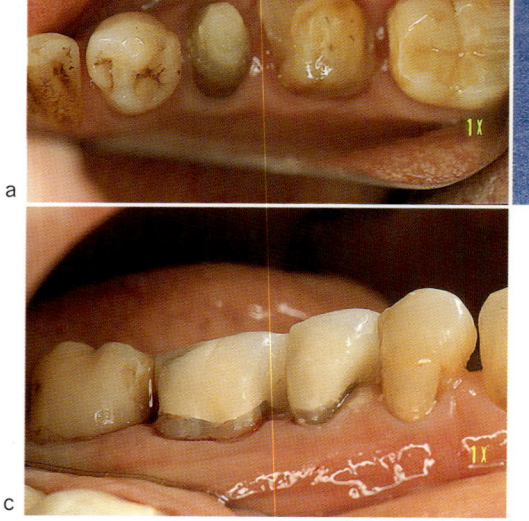

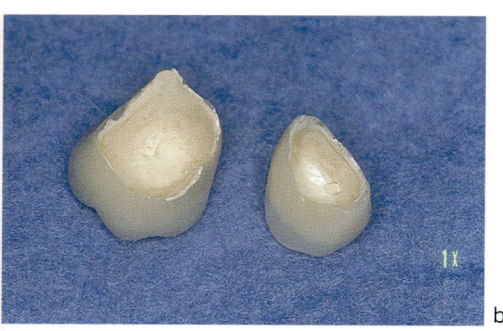

図63 オペーク色を使用したジャケット冠の症例
　a．⏌65ともにコンポジットレジンコアにより支台築盛．
　b．作製されたエステニアジャケット冠内面には，オペーク色を使用．
　c．装着後．修復物の不透明感が強く，歯質との境界が明瞭．

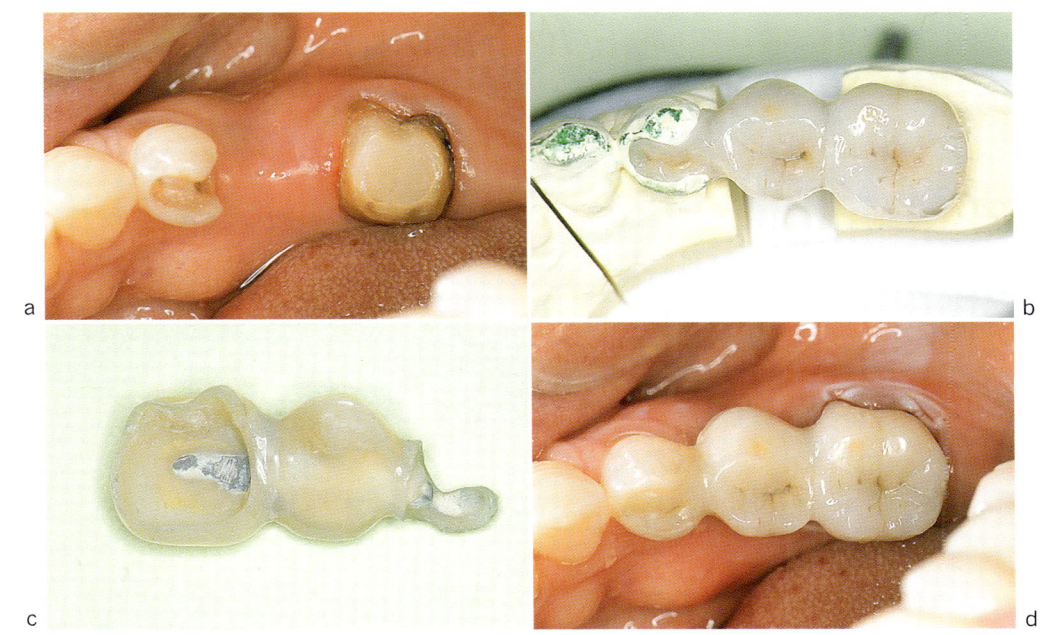

図 64 コンポジットレジンブリッジの症例
　a．4̄|は有髄歯であり，う蝕除去後，レジンコーティング．6̄|は無髄歯であり，根管治療後，コンポジットレジンにより支台築造．
　b．エステニア®によるコンポジットレジンブリッジ．
　c．Co-Crの鋳造バーを入れて補強．金属色の遮蔽にスーパーボンドC&B®のオペーカーを用いた．
　d．装着後．

5．エステニア®によるコンポジットレジンブリッジ

　図64に間接修復によるコンポジットレジンブリッジの症例を示す．4̄|は有髄歯であり，う蝕除去後，レジンコーティングを行った．一方，6̄|は無髄歯であり，根管治療後，コンポジットレジンにより支台築造を行った（a）．さらに通法に従って印象採得を行い，コンポジットレジンブリッジを作製した（b）．その際，コンポジットレジンのみによる咬合力の負担は非常に厳しいため，4̄|から6̄|にかけてCo-Crの鋳造バーを橋渡しして強化をはかった．鋳造バーの金属色の遮蔽にはスーパーボンドC & B®のオペーカーを用い，その後，エステニア®を築盛してブリッジを作製した（c）．コンポジットレジンブリッジの接着にはパナビアフルオロセメント®を用いた（d）．

おわりに

　歯科材料の進歩のスピードはめざましく，特に接着性材料やコンポジットレジン材料などの高分子材料の開発はめざましいものがある．これまでの修復の歴史を見るにその発展の歴史は，材料の進歩の歴史であるといっても過言ではない．現在の無髄歯に対する修復は，鋳造修復が中心であるが，これも幾多の鋳造修復法に関する研究やメーカーの開発努力により，精度の高い鋳造物が製作可能になったことによる．それによって鋳造を有効に活用するための臨床術式がこれまで多く研究されてきたのである．

　最近の接着技術の飛躍的な進歩・発展は，まず直接法の術式を大きく変えたが，依然として間接法，特に無髄歯に対する修復法においては，接着の技術があまり活かされていないのが残念である．われわれは，接着修復の良さを知り，それと同時にその難しさについても経験してきた．しかし，現在の鋳造修復の問題点を克服するためには，接着についてよく理解した上でこれを臨床に積極的にとり入れ，新たな世紀の修復法を確立していく必要があるのではないだろうか．

　実際の臨床では，必ずしも教科書通りにいかないこともあり，われわれも日頃修復の方法を巡って四苦八苦し，議論しているところである．この本に掲載させていただいた症例は，その中から接着を有効に利用した症例としてピックアップさせていただいた症例と考えていただきたい．しかし，接着性材料はいまだに操作が煩雑であり，扱いづらいとのご指摘を受けることも多い．筆者らも接着修復がより広く普及するため，さらに簡単で確実な接着が得られる材料，術式が開発されることを切に願っている．

　最後にこの本を執筆するにあたり，さまざまなご支援ご助言を頂いた東京医科歯科大学大学院医歯学総合研究科摂食機能保存学講座う蝕制御学分野の医局員の先生方に感謝申しあげます．

【文　献】

1) Black, G. V.：Black's Operative Dentistry Vol. II Technical Procedures, Materials (9th ed.), Henry Kimpton, London, 1955.
2) 二階堂徹，田上順次，豊島義博：G. V. Black の窩洞の今日的意義―接着性修復との比較―，歯科評論，**2**(664)：9〜11，1998.
3) 田上順次，島田康史，北迫勇一，中島正俊，二階堂徹，大槻昌幸：う蝕治療における接着，接着歯学，**18**(2)：154〜159，2000.
4) Torbjorner, A., Karlsson, S. and Odman, P. A.：Survival rate and filure characteristics for two post designs, J. Prosthet. Dent., **73**：439〜444, 1995.
5) Smith, C. T. and Schuman, N.：Restoration of endodontically treated teeth：A guide for the restorative dentist, Quintessence Int., **28**：457〜462, 1997.
6) Costa, L. C. S., Pegoraro, L. F. and Bonfante, G.：Influence of different metal restorations bonded with resin on fracture resistance of endodontically treated maxillary premolars, J. Prosthet. Dent., **77**：365〜369, 1997.
7) 二階堂徹，鳥羽重光，赤川裕俊，笹渕康敬，高田恒彦，田上順次：失活歯に対する接着の信頼性，歯界展望，**96**(5)：1037〜1045，2000.
8) Brannstrom, M.：Dentin and pulp in restorative dentistry, Wolfe Medical Publications, London, 1982.
9) 吉田圭一，他：各種合着用セメントの諸性質，補綴誌，**39**(1)：35〜40，1995.
10) Trope, M., et al.：Resistance to fracture of endodontically treated roots, Oral Surg Oral Med Oral Pathol, **73**：99〜102, 1992.
11) 福島俊士，他：支台築造と接着―レジン支台築造法について―，補綴誌，**41**：881〜887，1997.
12) Gher, M. E., Dunlap, R. M., Anderson, M. H., et al.：Clinical survey of fractured teeth, JADA, **114**：174〜177, 1987.
13) Buonocore, M. G.：A simple method of increasing the adhesion of acrylic filling materials to enamelr surfaces, J. Dent. Res., **34**(6)：849〜853, 1955.
14) Nakabayashi, N. and Pashley, D. H.：Hybridization of dental hard tissues, Quintessence Publishing, Tokyo, 1998.
15) 井手崇子，中沖靖子，山口佐緒理，二階堂徹，田上徹次：One-step ボンディングシステム(Prompt L-Pop)の歯質に対する微小せん断接着強さ，歯材器，**19**(特別号)：36，78，2000.
16) 赤川裕俊，高田恒彦，二階堂徹，田上順次：コンポジットレジンの髄床底に対する接着強さ，日歯保存誌，**41**(秋季特別号)：109，1998.
17) Sasafuchi, Y., Nikaido, T. and Tagami, J.：Effect of medicaments for root canal treatment on dentin bonding, J. Dent. Res., (IADR Abstracts #406)：194, 2000.
18) 片岡博樹，他：次亜塩素酸ナトリウム処理後の象牙質に対する4-META/MMA-TBBレジンの接着に及ぼす還元剤処理の影響，日歯保存誌，**42**(秋季特別号)：28，1999.
19) 柏田聰明，他：次亜塩素酸ナトリウムの象牙質に対する接着効果と知覚過敏の抑制について，接着歯学，**8**：135〜136，1990.
20) Nikaido, T., Akagawa, H., Sasafuchi, Y., Nozaki, N., Hashimoto, K. and Tagami, J.：Bonding to nonvital teeth. Proceeding of Adhesive Dentistry Forum '99, 85〜95, Yokohama, 1999.
21) 高田恒彦，他：各種仮封材がレジンセメントと象牙質との接着に及ぼす影響，日歯保存誌，**38**(2)：422〜427，1995.
22) 二階堂徹，他：口腔内環境下における4-META/MMA-TBBレジンの象牙質接着性，日歯保存誌，**34**(5)：1430〜1434，1991.
23) 柏田聰明，二階堂徹，福島俊士，高橋英登：失活歯を長期に保存するには，歯界展望，**96**(5)：985〜1004，2000.
24) 岩久正明，河野　篤，千田　彰，田上順次編：接着性レジンセメント，保存修復学21，140〜146，永末書店，1998，東京.

25) 二階堂徹, 田代浩史, 北迫勇一, 島田康史, 稲井紀通, 田上順次：各種接着性レジンセメントの新しい潮流, 接着性レジンセメントを比較検討する, 歯界展望, **96**(2)：289〜301, 2000.
26) 竹山守男, 他：歯科用即硬性レジンに関する研究（第7報）歯質および歯科用金属に接着するレジン, 歯理工誌, **19**(47)：179〜185, 1978.
27) 増原英一, 他：歯科用即硬性レジンに関する研究（第3報）アルキルボロン触媒を用いたときの象牙および歯質への接着性, 歯材研報, **2**(5)：457〜465, 1963.
28) Silverstone, L. M.：Fissure sealants Laboratory studies, Caries Res., **8**：2〜26, 1974.
29) 中林宣男：接着界面の象牙質側に生成した樹脂含浸象牙質について, 歯材器, **1**：78〜81, 1982.
30) Burrow, M. F., et al.：Early bonding of resin cements to dentin, Effect of bonding environment, Oper. Dent., **21**(5)：196〜202, 1996.
31) 田代浩史, 他：ウェットボンディングシステムを用いた新規レジンセメントの接着性能に関する研究, 日歯保存誌, **43**（春季特別号）：94, 2000.
32) 二階堂徹, 金村信晴：セルフエッチングプライマーによるエナメルエッチング, 猪越重久, 日野浦光, 安田 登編, 歯界展望別冊, わかる・できる接着：14〜17, 1997.
33) 佐藤暢昭, 他：低粘性コンポジットレジンによる象牙質面接着保護法の実際, 接着歯学, **12**：41〜48, 1994.
34) Swanson, K. and Madison, S.：An evaluation of coronal microleakage in endodontically treated teeth, Part Ⅰ. Time periods；J. Endodont., **13**：56〜59, 1987.
35) 長谷川誠実：支台築造操作と根管充填歯の再感染, 第1報 ポスト形成に伴うポスト孔感染の臨床的検討, 日歯保存誌, **40**(4)：994〜999, 1997.
36) 二階堂徹, 他：デュアルキュア型レジンセメントの初期の接着強さについて, 歯材器, **11**(6)：910〜915, 1992.
37) De Goes, M. F., et al.：Early bond strengths of dual-cured resin cement to resin-coated dentin, J. Dent. Res., **79**(Abstract)：2477, 2000.
38) 中野 恵, 他：印象材が象牙質レジンコーティング面とレジンセメントとの接着に及ぼす影響, 接着歯学, **17**(3)：198〜204, 1999.
39) 高野由佳, 二階堂徹, 田上順次：印象採得後のレジンコーティング面の肉眼的およびSEM観察, 接着歯学, **19**(2)：117〜124, 2001.
40) 二階堂徹, 他：仮封材がデュアルキュア型レジンセメントと低粘性レジンとの接着に及ぼす影響, 歯材器, **12**(6)：655〜661, 1993.
41) 福島俊士, 他：失活歯の修復法を見直す, 歯界展望, **96**(5)：1029〜1036, 2000.
42) 柏田聰明, 森田 誠, 加藤正治：失活歯を長期に保存するための支台築造を伴う歯冠補綴の新しい考え方とその実際, 歯界展望, **96**(5)：1017〜1028, 2000.
43) 赤川裕俊, 高田恒彦, 二階堂徹, 田上順次：レジンセメントとコアー用レジンとの接着強さ―シラン処理の効果―, 日歯保存誌, **43**(1)：47〜52, 2000.
44) 髙橋英登, 横塚繁雄：ハイブリッドセラミックス"エステニア"の臨床応用, 補綴臨床 **30**(6)：667〜682, 1997.
45) 二階堂徹, 土平和秀, 田上順次：間接法によるコンポジットレジン修復の可能性―臨床術式と技工操作―, QDT別冊, YEAR BOOK 2000, 104〜111, 2000.

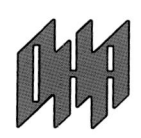

デンタルテクニックス㉔
無髄歯の修復

2002年10月25日　第1版・第1刷発行

著者　二階堂　徹／田上　順次

発行　財団法人　口腔保健協会

〒170-0003　東京都豊島区駒込1-43-9
振替 00130-6-9297　Tel 03-3947-8301(代)
　　　　　　　　　　Fax 03-3947-8073
　　　　　　　　　　http://www.kokuhoken.or.jp/

乱丁・落丁の際はお取り替えいたします．　　印刷／三報社印刷・製本／愛千製本
© Toru Nikaido, et al. 2002. Printed in Japan〔検印廃止〕
ISBN4-89605-183-1　C3047

本書の内容を無断で複写・複製・転載すると，著作権・
出版権の侵害となることがありますので御注意下さい．